DU RÔLE
DE LA
CELLULE HÉPATIQUE
DANS LA PRODUCTION
DES SCLÉROSES DU FOIE

PAR

LE Dr FERNAND DE GRANDMAISON
ANCIEN INTERNE DES HOPITAUX
AIDE-PRÉPARATEUR DU LABORATOIRE D'HISTOLOGIE
MEMBRE ADJOINT DE LA SOCIÉTÉ ANATOMIQUE

PARIS
ASSELIN ET HOUZEAU
LIBRAIRES DE LA FACULTÉ DE MÉDECINE
Place de l'École-de-Médecine

1892

[illegible]

[illegible]

[illegible]

[illegible]

[illegible]

[illegible]

[illegible]
[illegible]
[illegible]
[illegible]

[illegible]

[illegible]
[illegible]
[illegible]
[illegible]
[illegible]

DU RÔLE

DE LA

CELLULE HÉPATIQUE

DANS LA PRODUCTION

DES SCLÉROSES DU FOIE

DU MÊME AUTEUR

PUBLICATIONS

La Variole hémorrhagique à Paris en 1887. — *Archives générales de médecine*, 1888.

La Variole hémorrhagique. — Revue générale. *Gazette des hôpitaux*, 1888.

Les endométrites. — Revue générale. *Gazette des hôpitaux*, 1889.

Traitement des métrites par les crayons de chlorure de zinc. — Revue générale. *Gazette des hôpitaux*, 1889.

Séméiologie du pancréas. — Revue générale. *Gazette des hôpitaux*, 1889.

De l'action des antiseptiques sur le péritoine, en collaboration avec MM. Pierre Delbet et Bresset. — *Gazette de gynécologie*, 1891.

COMMUNICATIONS

Endocardite ulcéreuse. — *Société anatomique*, 1886.

Cancer latent de l'estomac. — *Société anatomique*, 1886.

Hydronéphrose causée par un ostéo-sarcome du bassin. — *Société anatomique*, 1889.

Anévrysme et rupture du cœur. — *Société anatomique*, 1889.

Syphilis méningée. — *Société anatomique*, 1890.

Du chlorure de zinc comme agent fixateur des éléments anatomiques, — *Société de biologie*, 1889.

1251-92. — Corbeil. Imprimerie Crété.

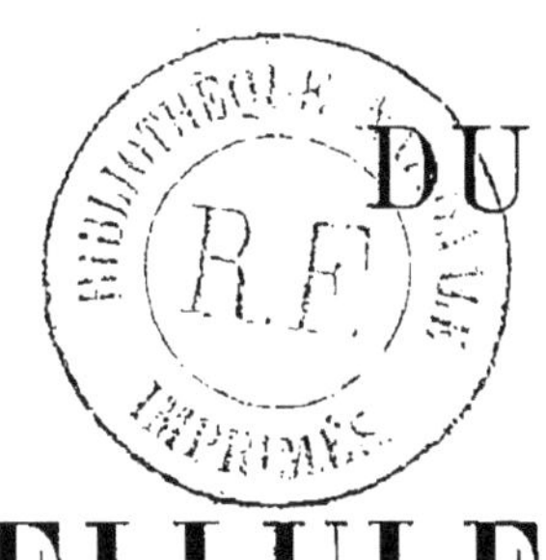

DU RÔLE

DE LA

CELLULE HÉPATIQUE

DANS LA PRODUCTION

DES SCLÉROSES DU FOIE

PAR

LE Dr FERNAND DE GRANDMAISON

ANCIEN INTERNE DES HOPITAUX

AIDE-PRÉPARATEUR DU LABORATOIRE D'HISTOLOGIE

MEMBRE ADJOINT DE LA SOCIÉTÉ ANATOMIQUE

PARIS

ASSELIN ET HOUZEAU

LIBRAIRES DE LA FACULTÉ DE MÉDECINE

Place de l'École-de-Médecine

1892

A

MONSIEUR LE PROFESSEUR DEBOVE

Cher Maitre,

Permettez-moi de vous dédier ce travail, entrepris sur vos conseils et poursuivi sous votre direction.

L'année qui vient de s'écouler marquera parmi les plus importantes de ma vie médicale ; non seulement vous avez été pour moi un maître toujours bon, aimable et dévoué, mais, dans votre enseignement journalier, j'ai puisé une méthode de travail saine et rigoureuse, que je voudrais toujours mettre en pratique.

En témoignage de ma reconnaissance, je ne puis vous offrir qu'une affection sincère et respectueuse ; elle vous est acquise, cher maître ; soyez persuadé que, si jamais elle se modifie, ce sera pour s'accroître.

Votre élève dévoué,

F. de GRANDMAISON.

Je prie mes maîtres dans les hôpitaux, MM. TALAMON, DUMONT-PALLIER, DUPLAY, SEVESTRE, THÉOPHILE ANGER, BALLET, BRAULT, BROCQ, DUJARDIN-BEAUMETZ, FÉLIZET, GUÉNIOT, MUSELIER, NÉLATON, ANDRÉ PETIT, RENDU, REYNIER et ROUTIER, de croire à mes plus vifs sentiments de reconnaissance.

Que M. le professeur MATHIAS DUVAL reçoive tous mes remerciements pour son accueil toujours si bienveillant et pour les bons conseils qu'il m'a prodigués pendant mon passage au laboratoire d'histologie de la Faculté.

DU RÔLE

DE LA CELLULE HÉPATIQUE

DANS LA PRODUCTION DES SCLÉROSES DU FOIE

INTRODUCTION

Chaque jour, la littérature médicale s'enrichit de nouveaux documents sur les altérations du foie ; les recherches entreprises ont eu cette conséquence, fatale pour toutes les questions scientifiques qui attirent l'attention des chercheurs, qu'au lieu de restreindre le cadre de la pathologie hépatique, elles l'ont singulièrement élargi.

Après les merveilleux travaux de Laënnec, qui avait si brillamment créé l'histoire anatomique et clinique de la cirrhose atrophique, il semblait que toutes les affections du foie, s'accompagnant de sclérose, dussent être systématisées : il n'en est rien. En réalité, depuis quelques années, de nombreux travaux tendent à établir, dans les maladies du foie, une *diffusion* complète, portant en même temps sur les lésions cellulaires et sur la prolifération conjonctive.

La double lésion, cellulaire et scléreuse, a été constatée, vue, décrite; mais nous croyons, malgré tout, qu'une part trop large est faite à l'appareil vasculaire du foie, aux dépens de ses cellules. La cellule représente pourtant l'élément noble du foie, elle seule est capable, par sa constitution histochimique, de présider aux phénomènes si complexes de la physiologie hépatique. Les vaisseaux biliaires et sanguins sont, pour elle, des auxiliaires importants sans doute, mais en somme des auxiliaires seulement. Pénétré de cette idée capitale, nous avons cherché à établir que toute sclérose du foie était précédée d'une lésion cellulaire primitive, et nous avons été assez heureux pour voir notre interprétation se confirmer par l'examen d'une série de préparations histologiques.

Nous nous efforcerons donc de prouver, dans ce travail, que la sclérose est d'observation banale dans la plupart des maladies du foie, qu'elle n'est pas systématisable et qu'elle reconnaît toujours pour cause primordiale une altération de la cellule hépatique.

PREMIÈRE PARTIE

NOTIONS D'ANATOMIE NORMALE SUR LE FOIE

CHAPITRE PREMIER

LA CELLULE HÉPATIQUE

La cellule hépatique est pour le foie ce que l'ostéoblaste est pour le tissu osseux; elle représente l'élément noble et caractéristique de cet organe. Elle est en contact intime avec les dernières divisions des capillaires sanguins, et d'autre part c'est près d'elle que les voies biliaires ont leur origine. On peut dire qu'elle est le lieu précis où s'accomplissent les deux grandes fonctions du foie : la *glycogénie* et la *sécrétion de la bile*.

Au début d'un travail, dans lequel nous ferons une large part aux altérations cellulaires du foie, il est très important de préciser les caractères de la cellule hépatique normale, pour avoir, dans nos recherches, un point de repère et un terme de comparaison. Nous pourrons ainsi rapporter à un type histologique précis les diverses altérations cellulaires, qui se présenteront à notre examen.

La cellule hépatique doit être étudiée : A, *isolément;*

B, *dans ses rapports avec les capillaires sanguins et les canalicules biliaires.*

A. *Cellule hépatique isolée.* — La cellule hépatique normale, isolée par la dissociation, est un *sphéroïde* ; cette forme se modifie légèrement par la compression que les cellules exercent les unes sur les autres ; aussi quand on étudie le foie dans son ensemble, est-il classique de dire : « La cellule hépatique a la forme d'un polyèdre régulier, presentant six ou huit côtés. » Dans une coupe histologique, cet aspect se traduit en surface par un polygone, représentant la coupe du polyèdre.

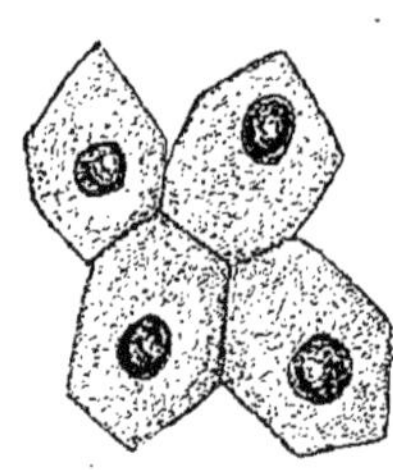

Fig. 1. — Cellules hépatiques normales.

Examinée avec un faible grossissement et sans l'addition d'aucun réactif, la cellule hépatique apparaît constituée par une masse jaune, très claire, presque transparente et finement granuleuse, sur laquelle se détache une vésicule réfringente et bien limitée, le *noyau de la cellule*. Pour poursuivre avec fruit cette étude, il faut employer divers procédés de coloration et de fixation. Le picrocarminate d'ammoniaque permet de distinguer dans la cellule hépatique deux parties : l'une, petite, ronde, à peu près centrale, intensivement colorée en rouge, le *noyau* ; l'autre, plus large, plus irrégulière, teintée en jaune roux, le *protoplasma cellulaire.*

Le *protoplasma*, qui occupe la majeure partie de la cellule, est finement granuleux; les granulations n'y sont pas disposées suivant un ordre régulier; elles paraissent occuper les points nodaux du réseau chromatique. Le protoplasma a des limites très nettement établies; autour du noyau, il s'arrête franchement et, à la périphérie de la cellule, il dessine une ligne brisée nette, précise, très claire et à double contour, représentant la coupe du polyèdre cellulaire. Cette ligne, jadis considérée comme une membrane d'enveloppe, représente tout simplement une condensation de la substance protoplasmique.

La cellule, saine et vivante, ne contient ni matière glycogène, ni pigments biliaire ou sanguin; mais, dès qu'elle est frappée de mort, ces diverses substances apparaissent à son intérieur. Le *pigment biliaire* se reconnaît à de petits points jaune d'or répandus dans les mailles du réseau protoplasmique; le *pigment sanguin* se caractérise par des grains bruns offrant une distribution analogue. La *matière glycogène* doit être étudiée à l'aide du sérum iodé, qui la colore en rouge acajou. Au lieu de former dans le protoplasma des granulations, elle y est uniformément répandue et comme dissoute.

On peut rencontrer encore dans le foie un autre élément, la *graisse*, qui se colore fortement en noir foncé, quand elle est mise au contact de l'acide osmique, employé en solution aqueuse à 1 p. 100. Elle ne constitue pas nécessairement un produit pathologique; sa présence est normale dans les cellules hépatiques pendant la période digestive : chez les femmes enceintes et chez celles qui nourrissent, le foie contient toujours de la graisse. Dans toutes ces conditions, les granulations graisseuses sont fines et discrètes; dans les cas pathologiques au contraire la graisse masque souvent le protoplasma

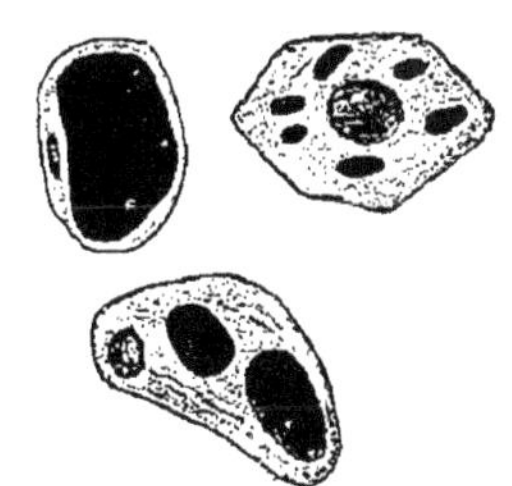

Fig. 2. — Graisse dans les cellules hépatiques.

des cellules hépatiques, à l'intérieur desquelles elle forme d'énormes vésicules.

Le *noyau* de la cellule hépatique se distingue facilement du protoplasma par sa coloration plus intense : il est sphérique, vésiculeux, très franchement limité. Quand on l'examine avec un fort grossissement, on constate qu'il présente un réseau très net, à mailles irrégulières ; au sein de sa masse, se voient un ou deux points brillants, les *nucléoles*. Pas plus que le reste de la cellule, le noyau n'est entouré d'une membrane d'enveloppe; sa limite est établie par la condensation de sa propre substance.

Chaque cellule hépatique contient au moins un noyau, quelques cellules en contiennent deux; il est exceptionnel d'en rencontrer trois. D'après Héring, le noyau de la cellule hépatique mesure 7 à 8 μ, et le diamètre total de la cellule égale 18 à 22 μ. De ces dimensions il faut retenir que le diamètre du noyau égale approximativement le tiers du diamètre total de l'élément anatomique : suivant que ce rapport s'accroît ou diminue, il y a hypertrophie ou atrophie cellulaire.

B. *Des rapports de la cellule hépatique avec les capillaires sanguins et les canalicules biliaires.* — Les cellules hépatiques sont en rapport intime avec les capillaires veineux qui se distribuent dans le foie. Ce fait ne peut pas être constaté sur un animal qu'on a saigné avant de le faire mourir, car ses vaisseaux sanguins sont absolument vides ; mais si l'animal n'a pas perdu de sang, ou bien encore si on choisit le foie d'un malade mort avec de la congestion hépatique intense, les capillaires peuvent être étudiés. Ils forment à la périphérie des cellules hépatiques de petites encoches circulaires, dans lesquelles on retrouve des hématies.

Dans les laboratoires d'histologie, en poussant une masse à injection colorée dans le système circulatoire du foie, on remplit les capillaires qui entourent les cellules hépatiques, et leur étude topographique devient facile. Tout porte à croire que ces capillaires ont une structure purement embryonnaire ; car les solutions de nitrate d'argent, injectées à leur intérieur, n'y ont jamais mis d'endothélium en évidence.

Dans les foies qui ne sont ni congestionnés pathologiquement, ni injectés artificiellement, les capillaires péricellulaires ne sont pas apparents. De ce fait, on a conclu que les capillaires sanguins, loin de déformer les cellules hépatiques, sont au contraire comprimés par elles : leur apparition coïnciderait donc avec une atrophie cellulaire plus ou moins marquée.

La situation des capillaires par rapport à la périphérie de chaque cellule est très variable. Il importe peu d'ailleurs de préciser, comme on a voulu le faire, s'ils se mettent en contact avec les faces ou les arêtes des polyèdres, que figurent les cellules hépatiques : un seul fait est capital à retenir, c'est que jamais les capillaires sanguins, en quelque point qu'on les observe, ne se mettent en contact avec les canalicules biliaires.

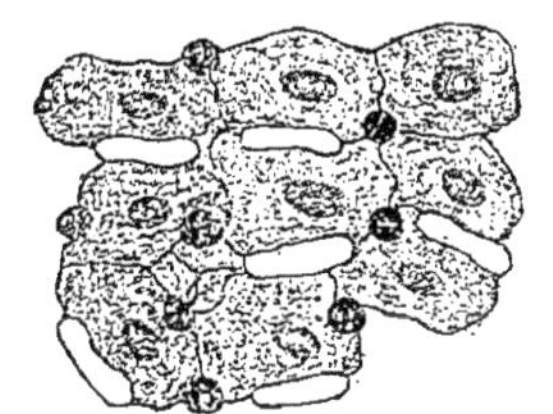

Fig. 3. — Rapports des cellules hépatiques avec les capillaires sanguins et les canalicules biliaires.

Il faut placer parmi les sujets qui ont été le plus controversés en histologie, l'existence des canalicules biliaires. Aujourd'hui la question semble être résolue définitivement et, si nous l'osions, nous dirions qu'après les avoir relégués au second plan, on leur accorde peut-être une importance trop considérable dans la pathologie hépatique. Pour étudier leur disposition, au lieu de recourir aux masses à injection, il est préférable de choisir un foie atteint de rétention biliaire. Dans ce dernier cas, les canalicules sont remplis par une matière jaune verdâtre, qui les dessine très nettement. Leur trajet — comme nous l'avons déjà dit et on ne saurait trop insister sur ce point — est absolument indépendant de celui des capillaires sanguins. Ces deux ordres de conduits jamais ne s'accolent, jamais ne se rencontrent dans leur parcours autour des cellules hépatiques ; bien plus, par leurs directions, ils sont perpendiculaires entre eux. De la sorte si, dans une préparation, on trouve la coupe transversale d'un capillaire sanguin, on ne pourra voir à ses côtés que la section longitudinale d'un canalicule biliaire.

Quoi qu'en ait dit jadis Legros, les canalicules biliaires n'ont pas de paroi propre. Les cellules hépatiques, qu'ils côtoient, forment par la périphérie de leur protoplasma une mince limite, que Legros considérait précisément à tort comme une paroi propre.

Il est juste d'ajouter que, sur les foies normaux, les canalicules biliaires, le plus souvent invisibles, sont représentés seulement par de fines fissures intercellulaires : mais, dans certaines cirrhoses, d'après M. Cornil, et dans les adénomes du foie, pour M. Sabourin, il n'est pas possible de mettre leur existence en doute.

CHAPITRE II

TOPOGRAPHIE DU FOIE

La structure lobulaire du foie est universellement admise aujourd'hui. Tous les auteurs regardent comme un fait acquis, que chacun des lobules hépatiques représente un organisme complet, individualisé, fonctionnant indépendamment de ses voisins ; mais la discussion s'établit, quand il s'agit de déterminer la nature exacte du lobule. L'interprétation varie, suivant qu'on considère le foie comme une *glande vasculaire sanguine* ou comme une *glande biliaire*.

Nous allons exposer les deux conceptions, le *lobule vasculaire* et le *lobule biliaire*, en nous réservant de discuter plus loin leur valeur en anatomie pathologique.

La conception du lobule vasculaire est la plus ancienne ; elle a été longtemps classique. Nous devons surtout à Héring cette manière de comprendre la structure du foie ; cet auteur, pour rendre plus claire son interprétation, a fourni un schéma célèbre et trop classique pour que nous le rééditions.

C'est dans le foie du porc qu'a d'abord été décrit le lobule hépatique, et par une analogie peut-être trop forcée, on a admis qu'il présentait les mêmes caractères dans le foie humain. Le lobule hépatique vasculaire représente une pyramide tronquée, qui mesure à peu près un centimètre dans ses divers diamètres. Il est suspendu à une ramification de la veine sus-hépatique par une petite branche, la *veine sus-lobulaire*, qui pénètre ensuite à son intérieur sous le nom de veine *intra-lobulaire* et s'arrête à moitié de sa hauteur. De ce troncule vasculaire naissent dans toutes les directions des *capillaires radiés*, qui entourent les cellules hépatiques de leurs anastomoses. L'extrémité libre de la veine intralobulaire est l'origine de *capillaires pénicillés*, qui affectent avec les cellules

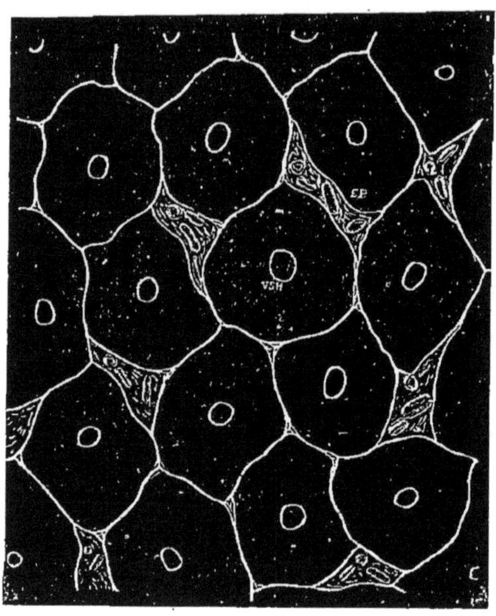

Fig. 4. — Schéma du lobule vasculaire.

hépatiques les mêmes rapports que les capillaires radiés. Quand ces divers rameaux vasculaires arrivent à la périphérie du lobule, ils sont recueillis par les *veines extra-lobulaires*, branches des veines portes, qui sont accompagnées dans leur trajet par des ramifications biliaires et les dernières divisions de l'artère hépatique. Tous les *espaces interlobulaires*, enfin, sont remplis de tissu conjonctif, qui formerait, par ses prolongements, une enveloppe complète à chaque lobule.

Sur une coupe transversale, un tel lobule fournira donc l'aspect présenté par le schéma ci-joint : 1° au centre, un orifice représentant la section de la *veine intra-lobulaire*; 2° à la périphérie de fines traînées de tissu conjonctif, dessinant la forme du lobule; 3° au point de contact de trois ou quatre lobules, un espace qui contient : les *veines extra-lobulaires*, les *ramifications de l'artère hépatique* et des *canaux biliaires*; cette dernière région est désignée indifféremment

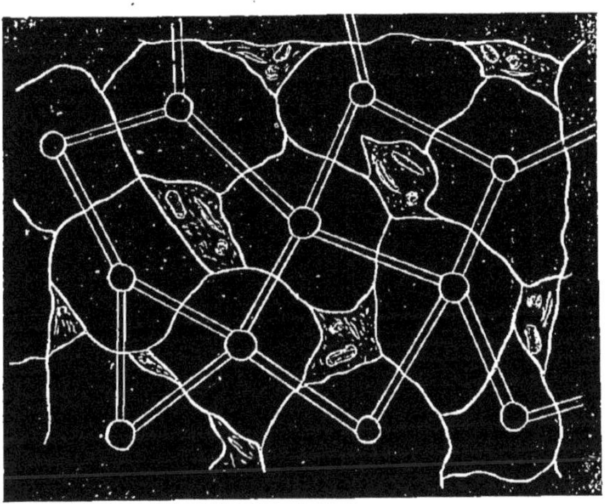

Fig. 5. — Schéma du lobule biliaire. Les doubles lignes représentent schématiquement les anastomoses des veines sus-hépatiques.

par le nom d'*espace porte* ou par celui d'*espace de Kiernan*.

La conception du *lobule* ou *acinus biliaire* est toute différente, et suivant l'expression même de son plus ardent défenseur, M. Sabourin, elle correspond à l'interversion du foie classique. Dans ce lobule, le centre est représenté par l'espace porte, dont les canaux biliaires constituent les voies excrétoires de l'acinus glandulaire; cet acinus lui-même se trouve formé par les segments parenchymateux entourant l'espace de Kiernan et sa limite extérieure est dessinée par une ligne brisée réunissant les veines sus-hépatiques, qui limitent ces segments lobulaires. Enfin, les canalicules glandulaires ne sont autres que les espaces compris entre les trabécules hépatiques, dont les cellules deviennent un épithélium sécréteur.

Il est donc juste de dire que le type classique d'Héring est interverti, puisque dans cette nouvelle manière de concevoir la structure du foie, l'*espace porte* est *intra-lobulaire* et les *veines sus-hépatiques* sont *extra-lobulaires*.

Pour arriver à cette conclusion, qui diffère si complètement des descriptions classiques, M. Sabourin s'est appuyé sur les données fournies par l'anatomie pathologique et par l'anatomie comparée, mais il a rejeté le foie du porc, qu'il considère, à juste titre, comme faisant exception dans la série animale.

Bien que nous n'ayons pas l'autorité suffisante pour discuter les deux opinions qui viennent d'être rapportées, nous croyons cependant utile de faire à leur sujet quelques réserves. Elles ont le grand mérite de faciliter aux élèves l'interprétation de la structure du foie normal, mais elles ont aussi l'inconvénient de n'être pas parfaitement exactes et d'être trop théoriques. Dans l'un comme dans l'autre cas, les auteurs nous paraissent avoir été trop préoccupés de trouver un schéma qui pût expliquer la systématisation des lésions du foie et spécialement celle des cirrhoses. Nous croyons et nous espérons démontrer, dans le cours de ce travail, que les *scléroses hépatiques* sont loin d'être systématisées : plus n'est besoin alors de recourir à un schéma théorique, il suffit de s'attacher à bien comprendre les données fournies par une préparation histologique du foie.

En anatomie pathologique, l'observateur, qui raisonne non plus sur des masses mais bien sur des surfaces planes, est tout étonné de ne pas rencontrer, dans une coupe du foie, la lobulation que les schèmes lui présentaient si nette et si précise. Nous avons éprouvé nous-même cette difficulté et, pour la tourner, nous avons cherché à établir quelques points

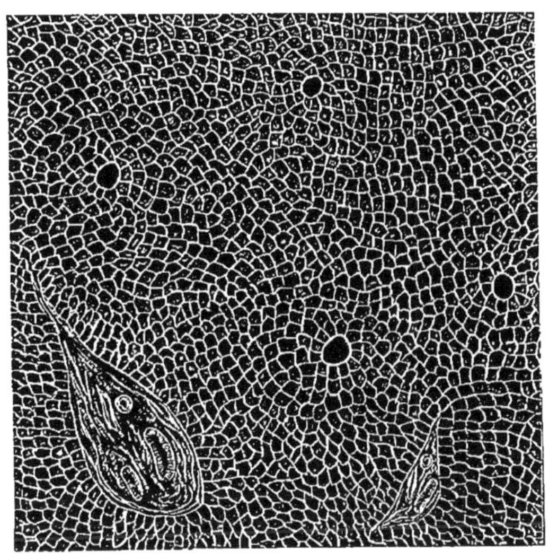

Fig. 6. — Aspect d'une coupe histologique du foie.

de repère, au moyen desquels nous pourrions interpréter nos coupes.

Examinons donc, sans aucun parti pris et sans idée préconçue, les détails que présente, à un faible grossissement, une préparation du foie. Dans ce but, nous choisirons une préparation dont les vaisseaux n'ont pas été injectés, pour réaliser le plus possible les conditions dans lesquelles se trouve habituellement placé l'anatomo-pathologiste. Une telle préparation nous montre, sous le champ du microscope, au milieu des cellules hépatiques :

1° Des orifices isolés, à peu près circulaires, sans paroi conjonctive très apparente et possédant un calibre assez large ;

2° Trois ou quatre orifices plus petits, réunis dans un même point et correspondant à l'espace porte du lobule vasculaire.

Dans les points intermédiaires à ces deux régions, on ne trouve que des cellules hépatiques et, par place, quelques fins îlots de tissu conjonctif adulte. La lobulation, on le voit, est loin d'être précise.

Les orifices isolés correspondent à la coupe des *veines sus-hépatiques*. Celles-ci sont caractérisées histologiquement par une paroi excessivement ténue, qui se distingue à peine des cellules hépatiques avoisinantes. Cette paroi ne devient bien apparente que dans les cas pathologiques, alors qu'elle est envahie par la sclérose.

Dans les points qui correspondent aux espaces portes, on trouve trois ordres de vaisseaux : une branche de l'artère hépatique, des ramifications de la veine porte et des canaux biliaires.

L'orifice de l'*artère hépatique* est plus petit que celui des vaisseaux veineux et des canalicules biliaires ; sa lumière est à peine marquée, ses parois sont très épaisses et on distingue facilement les éléments musculaires et élastiques de ses tuniques, sa coupe est à peu près circulaire et jamais elle ne contient à son intérieur des globules sanguins.

Les *veines portes* offrent, par leurs sections, les dessins les plus variés. Leurs parois sont presque exclusivement formées de tissu conjonctif, au sein duquel on trouve quelques éléments musculaires ; les fibres élastiques y sont absolument absentes ; enfin, presque toujours des globules sanguins remplissent la lumière du vaisseau.

Tandis que, dans l'espace porte, on ne trouve habituellement qu'une branche artérielle et qu'un rameau veineux, il est ordinaire d'y rencontrer deux *canaux biliaires*. Ils sont plus allongés, plus anfractueux que les autres vaisseaux ; leurs parois sont striées, leurs lumières sont inégales, enfin ils contiennent souvent du pigment biliaire.

Les cellules hépatiques remplissent tous les vides laissés par les veines sus-hépatiques et les vaisseaux portes. Elles sont placées bout à bout et forment par leur réunion des rangées plus ou moins régulières désignées sous le nom de *travées* ou *trabécules hépatiques*. Au voisinage des veines sus-hépatiques, les trabécules s'écartent en rayonnant ; mais, à mesure qu'on se rapproche des espaces portes, elles affectent une disposition plus irrégulière. Entre les travées, comme entre leurs cellules, il n'existe pas dans les foies sains d'interstices ou, du moins, si l'on en rencontre, ce ne sont que des fissures très fines et très délicates.

Quand on examine les groupes cellulaires qui séparent deux espaces portes, on n'y trouve pas de tractus fibreux permettant d'affirmer l'existence de lobules hépatiques bien limités.

C'est précisément parce que, dans les préparations histologiques, la lobulation du foie ne nous a pas paru évidente, que nous avons préféré, dans nos examens, prendre pour points de repère les orifices décrits plus haut. Nous admettons donc dans le foie *trois zones*, ainsi que d'ailleurs l'a fait M. Charcot, dans ses leçons d'anatomie pathologique :

1° La *zone sus-hépatique*, comprenant l'orifice de la veine sus-hépatique et les cellules qui l'entourent immédiatement;

2° La *zone porte*, constituée par l'espace de Kiernan et par les cellules qui lui sont contiguës, sur une largeur égale à trois fois les dimensions d'une cellule hépatique;

3° La *zone intermédiaire*, indépendante des vaisseaux et formée par l'ensemble des travées cellulaires comprises entre les deux zones précédentes.

CHAPITRE III

APERÇU SUR LA PHYSIOLOGIE DE LA CELLULE HÉPATIQUE

La cellule hépatique joue le rôle principal dans la physiologie du foie; c'est elle qui dans le sang de la veine porte doit faire une sorte de sélection, pour fournir aux veines sus-hépatiques un sang purifié et débarrassé des matériaux inutiles provenant de l'alimentation; c'est encore elle qui doit extraire du sang les deux principes actifs de la bile : la *bilirubine* et la *biliverdine.*

A. *Du rôle de la cellule hépatique dans la glycogénie.* — Par l'intermédiaire des veines mésaraïques, ses deux principales branches d'origine, la veine porte recueille dans l'intestin un sang chargé de principes nutritifs et contenant des quantités notables de sucre. Elle amène ce sang jusqu'à la cellule hépatique, qui entre dès lors en activité. La glycose, charriée par les ramifications portes, disparaît dès qu'elle aborde le protoplasma cellulaire et se transforme en *glycogène.* Nous ne rappellerons pas ici les caractères du glycogène; ils ont été suffisamment indiqués dans notre premier chapitre sur la cellule hépatique. C'est dans les cellules de la zone sus-hépatique que le glycogène est le plus abondant; d'ailleurs, c'est dans les capillaires de cette zone que le sang est le plus pur.

De la constatation de ces simples faits on peut conclure que la cellule hépatique joue un rôle prépondérant dans la physiologie du foie. Le glycogène est donc pour elle un véritable aliment; ceci est tellement vrai que ses proportions augmentent dans le protoplasma cellulaire, pendant la période de la digestion. Les aliments féculents ont surtout la propriété de fournir beaucoup de sucre au foie; mais, par l'inanition, la quantité de glycogène, contenue dans les cellules hépatiques, diminue dans de fortes proportions et peut même disparaître.

En terminant ce court aperçu sur la glycogénie, nous devons faire remarquer que, non seulement la cellule hépatique forme du glycogène aux dépens du sucre charrié par la veine porte; mais qu'encore, plus tard elle forme, aux dépens de son glycogène, du sucre qui se retrouve en abondance dans le sang des veines sus-hépatiques. Il se produit donc là un double travail d'assimilation et de désassimilation, qui affirme une fois de plus l'énorme activité physiologique de la cellule hépatique.

B. *Du rôle de la cellule hépatique dans la sécrétion biliaire.* — Le rôle de la cellule hépatique dans la sécrétion de la bile est certainement plus obscur que dans la fonction glycogénique. Certains auteurs sont même allés jusqu'à dire que la cellule hépatique n'entrait pas en activité au moment de la formation de la bile, et que les canaux biliaires, avec leurs glandes, faisaient seuls les frais de cet acte physiologique. Il est cependant admis universellement par les physiologistes modernes que les principes actifs de la bile sont formés aux dépens des pigments sanguins par un travail tout spécial de la cellule hépatique. Si la *bilirubine* et la *biliverdine*, les deux principes actifs de la bile, sont formés par la cellule hépatique, il est absolument logique d'attribuer à cet élément le rôle prépondérant dans la sécrétion biliaire.

En somme, d'après ce que nous venons de dire, on peut considérer le foie, ainsi que l'avait fait Robin, comme une glande à la fois vasculaire et sanguine. Dès lors, toute modification de la pression sanguine se traduira par une modification dans la constitution de la cellule hépatique ; et il semble tout logique de conclure que les altérations cellulaires dans la pathologie du foie jouent un rôle aussi important, plus important peut-être, que les lésions des vaisseaux sanguins ou celles des canaux et canalicules biliaires.

DEUXIÈME PARTIE

ANATOMIE PATHOLOGIQUE HUMAINE

CHAPITRE PREMIER

MARCHE SUIVIE DANS LES RECHERCHES — TECHNIQUE HISTOLOGIQUE

Pour procéder avec ordre, nous allons exposer tout de suite la marche que nous avons suivie dans nos recherches, et les procédés de technique que nous avons utilisés. Il est préférable d'ailleurs de donner en une seule fois ces détails un peu fastidieux, pour ne pas les répéter à propos de chacun de nos examens.

A. *Marche suivie dans les recherches.* — La deuxième partie de notre travail se divise en deux moitiés bien distinctes. Dans la première, fidèle à la méthode de notre cher maître M. le professeur Debove, nous exposons simplement les résultats de nos recherches histologiques; dans la seconde, au contraire, nous discutons les opinions des auteurs qui ont écrit sur le foie et nous formulons des théories toutes personnelles. Nous déclarons tout d'abord que ces théories ne sont que de *pures hypothèses*; elles nous ont paru expliquer les faits que nous rapportons ; mais nous sommes prêt à les modifier, le jour où il nous sera démontré que notre interprétation est erronée.

Au lieu d'expérimenter dès le début sur des animaux et de chercher, dans ces expériences *in animâ vili*, l'explication des lésions observées dans le foie de l'homme, nous sommes entré de plain-pied dans l'anatomie pathologique humaine. Les foies, dont nous rapportons les examens histologiques, ont été recueillis sur 43 malades, dont 39 sont morts et ont été autopsiés par nous-même à l'hôpital Andral. Des quatre autres observations, deux nous ont été fournies par M. le Dr Merklen, médecin de l'hôpital Saint-Antoine ; nous devons les deux autres à l'obligeance de notre excellent ami, M. le Dr Achard.

Partant de ce principe indiscutable, que le tissu conjonctif — où qu'il se présente dans les cas pathologiques — est toujours le résultat d'un processus inflammatoire et souvent l'indice d'un travail cicatriciel, nous nous sommes attaché à établir les liens qui unissent entre elles les altérations minimes et les grosses lésions du foie, dans diverses affections générales ou locales, aiguës ou chroniques. En suivant cette marche, nous sommes arrivé à cette conclusion que, dans les diverses manifestations de la sclérose hépatique, il y a similitude presque absolue.

Les tableaux, placés ci-dessous, réunissent les noms des diverses affections auxquelles ont succombé les malades de nos observations.

1° *Affections aiguës.*

Pneumonies	6
Phthisie aiguë	1
Fièvres typhoïdes	2
Pleurésie double	1
Broncho-pneumonie	1
Péritonite suraiguë	1
Total	12

2° *Affections chroniques.*

Tuberculoses pulmonaires	7
Rétrécissement de l'œsophage	1
Athérome	1
Syphilis tertiaire	1
Cancers de l'estomac	3
Hémorrhagies cérébrales	2
Insuffisance aortique	1
Ramollissements cérébraux	2
Maux de Bright	2
Total	20

3° *Maladies du foie.*

Cancer secondaire	1
Dégénérescence amyloïde	1
Cancer primitif	1
Foies cardiaques	4
Cirrhoses atrophiques	4
Total	11

Ces tableaux ont été dressés d'après l'ordre suivi pour l'examen de nos pièces. Les affections du foie ont été classées à part, afin qu'il fût possible de mieux les comparer entre elles d'abord, et ensuite avec l'état de l'organe dans les autres affections.

Dans le cours de ce travail, nous ne rapportons ni observations macroscopiques ni détails bactériologiques : nous

nous sommes exclusivement cantonné dans l'histologie pathologique des cellules hépatiques et des scléroses du foie.

Nos tableaux ne contiennent pas même le nom de la *cirrhose hypertrophique biliaire*; il nous a été impossible de nous procurer un seul cas de cette maladie, décrite magistralement par M. Hanot. Nous tenons à affirmer immédiatement qu'aucune des idées que nous pourrons émettre sur les scléroses hépatiques ne s'applique aux cirrhoses hypertrophiques biliaires : du même coup, nous rejetons toutes les objections qui pourraient nous être faites sur ce sujet.

B. *Technique histologique.* — 1. *Fixation et durcissement des pièces.* — Au moment même des autopsies, nos pièces ont toutes été recueillies dans le liquide de Müller. En les retirant de ce réactif, nous avons suivi deux marches différentes, selon que nous voulions examiner surtout les lésions cellulaires, ou que nous cherchions à nous rendre compte de la topographie des lésions scléreuses.

Pour étudier les lésions cellulaires, nous avons mis nos pièces, taillées en petits cubes de deux millimètres de côté, dans l'acide osmique en solution aqueuse à 1 p. 100. Après 24 ou 48 heures d'immersion, les éléments anatomiques étaient suffisamment préparés pour être soumis à l'examen microscopique. Quand notre étude portait plus spécialement sur la topographie des lésions, nous sortions nos pièces du liquide de Müller pour les plonger dans l'alcool absolu, qui a été d'ailleurs notre seul réactif durcissant. Nous avons rejeté les solutions de gomme arabique, parce qu'elles sont souvent le point de départ d'erreurs d'interprétation. Il suffit, en effet, qu'une pièce soit mal dégommée pour que le liquide durcissant fasse apparaître dans les cellules des modifications purement artificielles. Grâce à l'alcool absolu, nous avons au contraire obtenu des durcissements suffisants au bout de huit jours et nous étions certain de ne pas avoir produit d'apparences de lésions dans les foies observés.

2. *Coloration, montage et conservation des coupes.* — Nous n'avons utilisé, dans le cours de nos recherches, que deux méthodes de coloration : l'action du picrocarmin seul, ou combinée avec celle de l'hématoxyline acide. Les pièces, colorées par le picrocarminate d'ammoniaque, ont été montées et conservées dans la glycérine légèrement acidulée ; les pièces colorées à la fois par l'hématoxyline acide et le picrocarmin, dans le baume au xylol. Enfin, les pièces fixées par l'acide osmique, soumises également à l'action colorante du picrocarmin, ont été définitivement montées dans la glycérine.

Toutes nos coupes furent faites avec le microtome à glissière de Jung et Thomas.

CHAPITRE II

ALTÉRATIONS DU FOIE DANS LES MALADIES AIGUËS

A. *Pneumonie* (*Six observations*).

Les altérations du foie sont constantes dans la pneumonie, elles se sont montrées sensiblement les mêmes dans les six cas que nous avons observés.

Les cellules hépatiques sont surtout atteintes ; mais, dans un même foie et suivant les zones, leurs altérations apparaissent diverses de nature et d'intensité ; elles sont très marquées surtout dans la *zone sus-hépatique*. Autour de la veine, dont le calibre est habituellement très dilaté, les travées cellulaires sont séparées par des canaux sinueux et irréguliers. Dans ces canaux s'accumulent fréquemment des globules rouges, sous forme de véritables petits foyers apoplectiformes. Ces foyers confondent leurs limites avec les contours très déformés des cellules voisines. Il est, en effet, absolument impossible de reconnaître, dans les cellules hépatiques, les polygones géométriques que nous avons décrits en étudiant leur anatomie normale. Le protoplasma dessine les figures les plus bizarres, tantôt plus ou moins allongées en ellipse ou en fuseau, tantôt irrégulières et déchiquetées ; il est même des points où la nécrose de coagulation a rendu la forme cellulaire méconnaissable. L'harmonie des trabécules hépatiques est détruite, les cellules sont comme dissociées et séparées les unes des autres. Ce dernier détail ne peut être vu qu'à un fort grossissement, qui permet en même temps de constater le *degré* de la dégénérescence cellulaire.

Dans chaque cellule, le noyau persiste presque toujours, bien coloré et relativement volumineux, au milieu du pro-

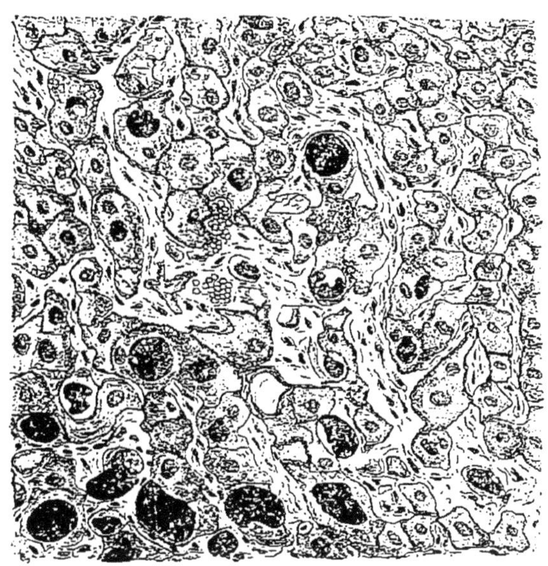

Fig. 7. — Foie de pneumonie. — Dégénérescence cellulaire et sclérose.

toplasma atrophié. Tantôt il occupe encore la partie centrale de l'élément, tantôt — et c'est le cas le plus fréquent — il est rejeté à sa périphérie; alors autour de lui s'aperçoit une mince couche protoplasmique, refoulée elle-même par une vésicule adipeuse énorme et colorée en noir au moyen de l'acide osmique. La dégénérescence graisseuse est, en effet, très intense et rappelle les dégénérescences les plus avancées, que produit chez les animaux l'intoxication phosphorée.

On observe encore dans les cellules hépatiques la dégénérescence granuleuse associée ou non à la dégénérescence graisseuse. Les cellules sont tellement altérées, leurs contours tellement méconnaissables, qu'il serait difficile de les distinguer les unes des autres — quand elles subsistent encore dans une trabécule hépatique — sans la multiplicité des noyaux. Enfin, au milieu de ces altérations déjà si profondes, il n'est pas rare de rencontrer des cellules ayant subi la dégénérescence fragmentaire, et dont quelques-unes, nécrosées,

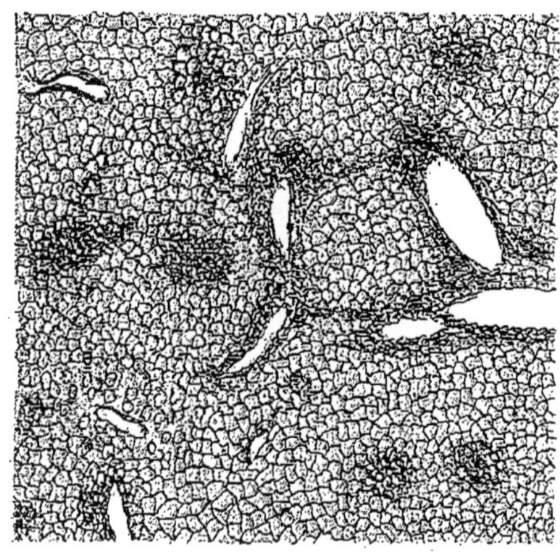

Fig. 8. — Sclérose diffuse dans la pneumonie.

sont remplacées par des débris informes et irréguliers, sur lesquels n'ont pas mordu les réactifs colorants.

A mesure qu'on pénètre dans la *zone intermédiaire*, les lésions diminuent d'intensité. La séparation des cellules est plus précise; les foyers apoplectiformes, formés par les hématies, se font plus rares et moins étendus; la dégénérescence graisseuse, plus discrète, est caractérisée par des vésicules adipeuses moins grosses; la dégénérescence granuleuse est surtout visible.

Dans la *zone porte* se montre un *état trouble* des cellules, et au voisinage même des vaisseaux, dont la réunion constitue l'espace de Kiernan, les travées hépatiques se dessinent à peu près normales.

A côté de ces lésions cellulaires si intenses, l'hyperplasie conjonctive est indiscutable ; mais elle affecte une disposition spéciale. Ce n'est pas dans la *zone porte* que le tissu embryonnaire est le plus développé, il est même habituel de n'y pas

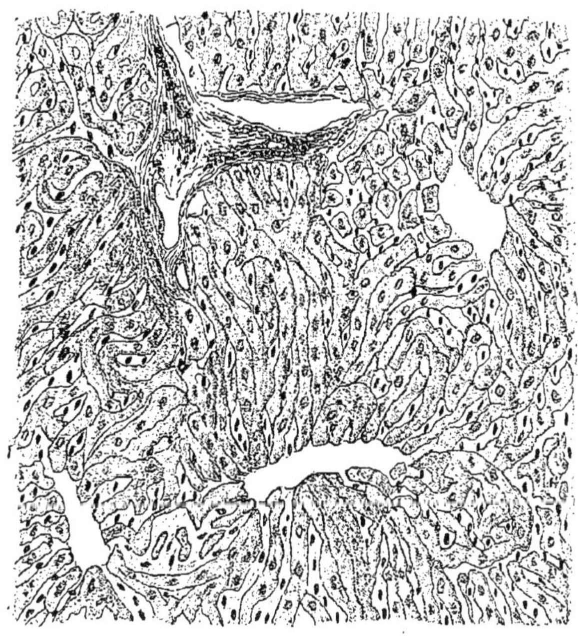

Fig. 9. — Sclérose discrète et péricellulaire (Pneumonie).

rencontrer de sclérose ; mais dans les *zones intermédiaire* et *sus-hépatique*, avec un faible grossissement il est facile de découvrir, au milieu des cellules dégénérées, de petits îlots constitués par du tissu conjonctif embryonnaire, riche en cellules rondes ou fusiformes, pauvre en fibres lamineuses. Ces îlots envahissent des groupes cellulaires très restreints et ne se continuent pas les uns avec les autres. Un objectif puissant permet de constater, dans la même préparation, des cellules embryonnaires répandues entre les cellules hépatiques dissociées et des éléments conjonctifs discrets, sans rapports nécessaires avec les îlots déjà décrits.

Enfin — et nous ne saurions trop insister sur ce détail — c'est dans les points où les cellules hépatiques sont le plus dégénérées et le plus atrophiées que les îlots embryonnaires se montrent plus abondants et plus développés.

B. *Phthisie aiguë* (*Une observation*).

Les altérations des cellules du foie présentent leur maximum d'intensité dans la *zone intermédiaire*. Les trabécules

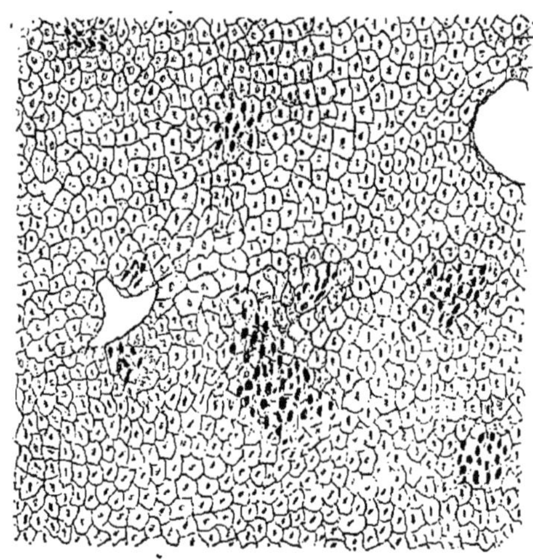

Fig. 10. — Foie dans un cas de phthisie aiguë.

hépatiques, très irrégulières, se distinguent à peine ; ce n'est qu'à l'aide d'un fort grossissement qu'elles apparaissent, séparées par des espaces canaliculaires plus ou moins étendus. Les cellules, très atrophiées, sont presque toutes atteintes de *dégénerescence granuleuse* ; de plus, certains groupes d'entre elles présentent une altération toute particulière. Il existe, au sein de leur protoplasma, une vacuole faite comme à l'emporte-pièce, dans laquelle l'acide osmique ne décèle pas de graisse; il s'agit là d'une véritable *dégénérescence aréolaire*. Dans les *zones porte* et *sus-hépatique*, les cellules du foie sont à peine malades, elles présentent tout au plus *un état trouble* de leur protoplasma.

Les lésions conjonctives sont surtout nombreuses dans la *zone intermédiaire*. Elles se manifestent sous la forme de petits îlots embryonnaires, nombreux, limités comme étendue, et d'autant plus développés que les cellules hépatiques sont plus altérées. Les cellules conjonctives se distinguent facilement au microscope des noyaux appartenant aux cellules hépatiques : l'hématoxyline colore les éléments conjonctifs d'une teinte bleu foncé uniforme, tandis que, dans les noyaux cellulaires, elle permet de distinguer le pelotonnement du fuseau nucléaire.

Dans la *zone porte*, quelques points sont parsemés de prolifération embryonnaire, née autour des vaisseaux de l'espace de Kiernan; mais ces foyers scléreux n'ont aucune relation avec les îlots conjonctifs de la *zone intermédiaire*.

C. *Fièvre typhoïde* (*Deux observations*).

Les altérations, que nous avons observées dans ces deux cas, ont de nombreux rapports avec celles que nous venons de signaler dans la phthisie aigüe.

Les cellules hépatiques sont lésées, mais elles le sont d'une manière diffuse et, sur une même coupe, leurs altérations présentent la même intensité dans les trois zones. Dans les points malades, les cellules sont atrophiées et leur atrophie se traduit par une diminution du volume de l'élément anatomique, qui conserve cependant un noyau, en apparence

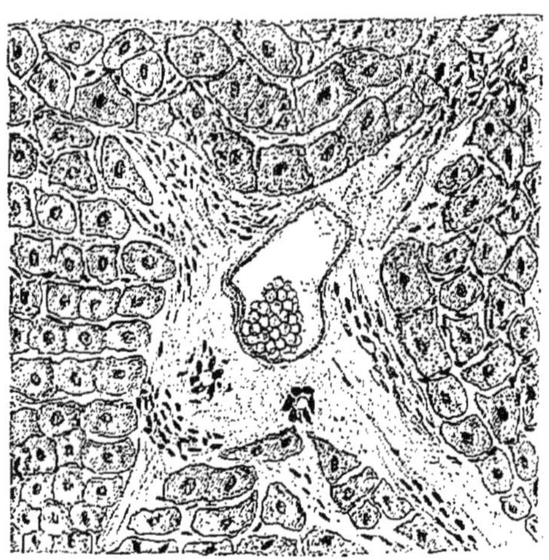

Fig. 11. — Lésions du foie (Fièvre typhoïde).

très volumineux. Le protoplasma cellulaire est très granuleux, ses limites sont mal établies et dans les interstices cellu-

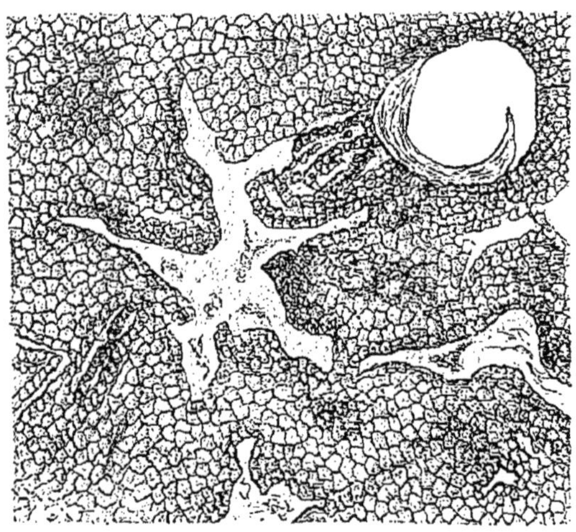

Fig. 12. — Foie dans la fièvre typhoïde.

laires, assez larges, se voient des infiltrations leucocytiques. Les cellules offrent l'aspect de la dégénérescence granuleuse et, par place, leurs trabécules forment de petits nodules au sein des autres travées, dont la direction et la distribution normales n'ont pas été modifiées.

Ces nodules sont précisément envahis par une hyperplasie conjonctive très intense. Ils contiennent des cellules hépatiques atrophiées, dégénérées, souvent nécrosées, entre lesquelles se sont infiltrés de nombreux éléments embryonnaires. Il est juste de remarquer que, si les lésions épithéliales prédominent, la présence du tissu conjonctif mérite aussi d'attirer notre attention, puisque les lésions scléreuses sont d'autant plus prononcées que les cellules hépatiques sont plus malades.

D. *Pleurésie double* (*Une observation*).

Dans ce cas, les altérations cellulaires, très marquées, offrent leur maximum d'intensité dans les *zones porte* et

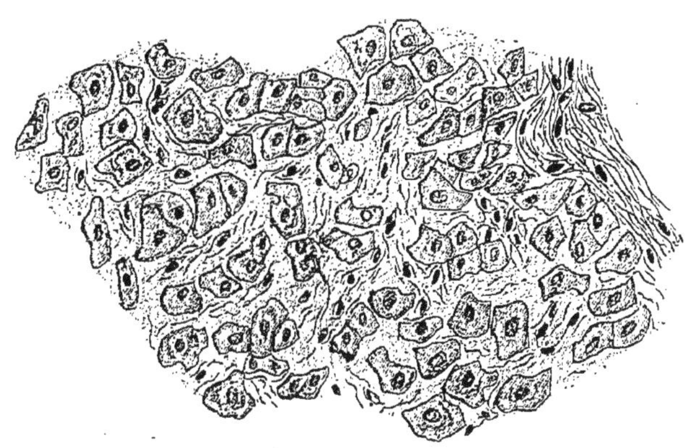

Fig. 13. — Lésions du foie dans un cas de pleurésie double.

intermédiaire. Les cellules y sont atrophiées, de formes très irrégulières et de dimensions variables. Leurs contours affectent les dispositions les plus bizarres, sans garder trace de la régularité des cellules hépatiques. Les groupes cellulaires, formés de trois ou quatre éléments, sont séparés par des espaces plus ou moins larges, dans lesquels nous décrirons bientôt l'infiltration embryonnaire; enfin il existe de nombreuses cellules nécrosées et isolées par une sorte de dissociation.

La dégénérescence granuleuse est le plus répandue; quelques points, rares il est vrai, présentent de la dégénérescence fragmentaire et de la nécrose de coagulation. La graisse s'est emmagasinée seulement dans quelques groupes cellulaires avoisinant les veines sus-hépatiques.

Les lésions conjonctives, assez marquées, n'offrent pas la moindre apparence de systématisation. Tout d'abord, il existe de la sclérose *périportale*, formée surtout d'éléments embryonnaires; mais, de plus, en dehors des *zones portes*, se trouvent des foyers d'hyperplasie conjonctive, développés sans ordre dans les points où les cellules hépatiques sont le plus lésées. En effet, dans les espaces qui séparent les groupes cellulaires atrophiés et dégénérés, se profilent des éléments embryonnaires, fortement colorés, plus ou moins abondants suivant les cas : tantôt les cellules conjonctives sont isolées, tantôt elles sont réunies en îlots, semblables à ceux que nous avons eu, plusieurs fois déjà, l'occasion de décrire.

E. *Broncho-pneumonie* (*Une observation*).

La malade, qui fait l'objet de cette observation, était atteinte d'une dilatation des bronches; elle a succombé, en sept jours, à une broncho-pneumonie très grave. Nous avons reconnu l'existence de ces deux lésions, en faisant son autopsie.

A l'examen microscopique du foie, nous avons constaté des lésions cellulaires et conjonctives très nettes et très étendues.

La *zone intermédiaire* présente les altérations cellulaires les plus marquées. Toutes les cellules y sont atrophiées, déformées, méconnaissables : les trabécules hépatiques sont tellement irrégulières dans leur distribution, inégales dans leurs dimensions, qu'il est très difficile de reconnaître sur notre préparation la structure du foie. Les cellules sont

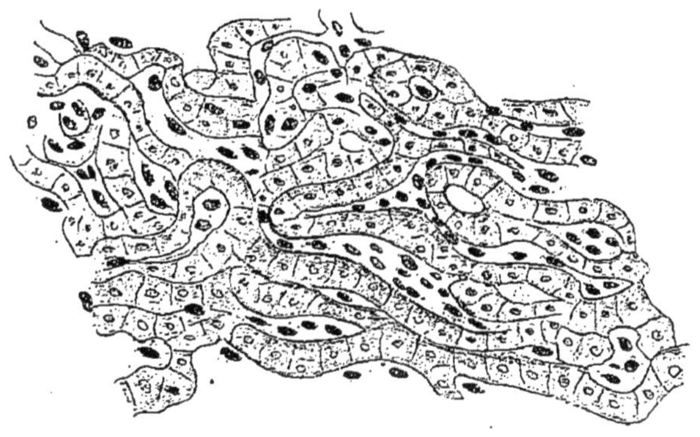

Fig. 14. — Broncho-pneumonie. — Altérations du foie.

frappées à la fois, dans les mêmes régions, de dégénérescence granulo-graisseuse, fragmentaire, nécrosique. Au milieu de ces détritus protoplasmiques persistent encore par place des noyaux bien colorés. Entre les cellules se voient de larges canaux remplis de pigment biliaire, ce sont vraisemblablement des néo-canalicules.

Dans les *zones porte* et *sus-hépatique*, les cellules sont aussi dégénérées, mais elles sont moins atteintes que dans la *zone intermédiaire*. Cette dernière région est également le siège d'une infiltration embryonnaire abondante ; entre ses trabécules déformées, des cellules conjonctives rondes, fortement colorées, sont disposées sans ordre et quelquefois groupées en îlots.

De toutes les lésions que nous avons constatées dans le foie des sujets morts de maladies aiguës, celles que nous venons de décrire, à l'occasion d'une broncho-pneumonie, sont certainement les plus accusées.

Aux *zones porte* et *sus-hépatique*, il existe aussi de l'hyperplasie conjonctive, mais elle est moins marquée qu'à la *zone intermédiaire*. Ajoutons enfin, en terminant, que l'infiltration conjonctive *périportale* n'a pas de relations directes avec les îlots embryonnaires de la *zone intermédiaire*.

F. *Péritonite suraiguë* (*Une observation*).

Tous les malades, dont nous avons jusqu'ici rapporté les observations, avaient succombé six jours au moins après le début des maladies aiguës causes de leur mort ; celui dont nous allons maintenant étudier le foie a été emporté en quarante-huit heures, par une péritonite purulente suraiguë.

Nous n'avons pas trouvé de lésions conjonctives, ou du moins nous n'avons pas cru devoir considérer comme telles les scléroses périportales de peu d'importance que nous avons observées ; par contre, les cellules hépatiques étaient profondément altérées. D'une façon générale, dans toutes les zones, elles étaient atrophiées et dégénérées. Sur la préparation que nous avons sous les yeux, nous trouvons : un protoplasma fragmenté, déchiqueté, très granuleux, des noyaux à peine reconnaissables, et, entre les cellules, des foyers apoplectiformes, formés par des globules rouges.

Si le lecteur veut bien jeter un coup d'œil rétrospectif sur les examens anatomo-pathologiques que nous venons de relater ; il verra que 11 fois, sur 12 cas examinés, nous avons rencontré des altérations cellulaires du foie et de l'hyperplasie conjonctive embryonnaire. Il y a certainement plus qu'un rapport fortuit entre la constance de ces deux lésions, de nature si différente. Nous n'attachons personnellement aucune importance à la nature des maladies auxquelles ont succombé les sujets ; nous avons tenu seulement à constater que, dans les maladies aiguës à marche rapide, il y a des altérations portant à la fois sur les cellules et sur le tissu conjonctif du foie.

Qu'il nous soit permis maintenant de résumer le résultat de ces premières recherches dans les trois propositions suivantes :

I. Dans un certain nombre de maladies aiguës, les cellules hépatiques présentent de l'atrophie, des dégénérescences de nature variable et même de la nécrose de coagulation.

II. Dans ces mêmes maladies, il est habituel de constater l'existence d'une hyperplasie conjonctive embryonnaire, diffuse et non systématisée.

III. Les lésions cellulaires les plus intenses sont accompagnées par l'infiltration embryonnaire la plus considérable.

CHAPITRE III

LÉSIONS DU FOIE DANS LES MALADIES CHRONIQUES

A. *Tuberculose pulmonaire chronique* (*Sept observations*).

Il suffit de regarder nos préparations avec un faible grossissement pour y constater l'existence, dans le foie, d'une sclérose très accentuée. Le tissu conjonctif paraît s'être développé de préférence dans les *zones portes*, autour des espaces de Kiernan ; on croirait presque, à première vue, que la sclérose est parfaitement *systématisée*. Ce n'est là, toutefois, qu'un trompe-l'œil ; les *zones intermédiaires* et les *zones sus-hépatiques* laissent voir, au milieu de leur parenchyme, des îlots conjonctifs très irrégulièrement distribués, sans continuation avec les prolongements des foyers scléreux, qui ont envahi les *zones portes*. En poursuivant l'examen histologique à l'aide d'un plus fort grossissement, il est facile d'établir des différences très appréciables entre la constitution du tissu conjonctif des zones portes et celle des îlots embryonnaires diffusés au sein des autres zones. Le tissu conjonctif des zones portes est un tissu adulte, riche en fibres, pauvre en cellules, tandis que les îlots scléreux, disséminés au milieu du parenchyme, sont exclusivement le résultat de l'agglomération de cellules embryonnaires, colorées très intensivement par l'hématoxyline acide. Donc, non seulement les deux scléroses diffèrent par leur disposition, mais encore par l'âge du tissu qui les constitue ;

enfin, elles sont absolument indépendantes au point de vue topographique, puisqu'il n'existe aucun prolongement qui les relie entre elles.

A côté des îlots inflammatoires disséminés dans le parenchyme hépatique, nous rencontrons une infiltration embryonnaire plus discrète entre les cellules, qui ne sont pas en con-

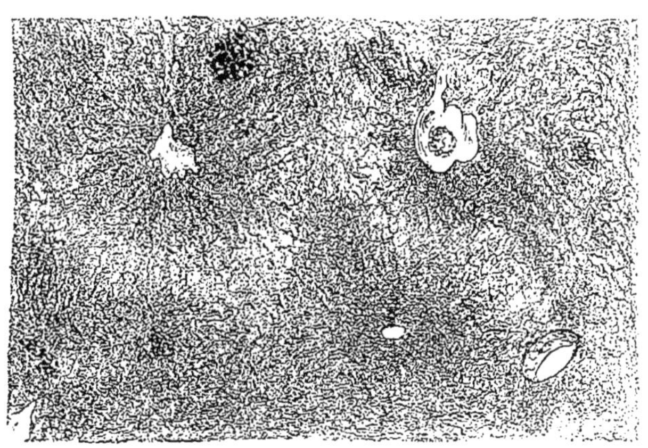

Fig. 15. — Foie dans la tuberculose pulmonaire chronique. (*Faible grossissement.*)

tact avec eux. Cette infiltration se caractérise par des cellules conjonctives rondes, isolées, quelquefois cependant réunies par groupes de deux ou trois : elles occupent les interstices formés par l'atrophie cellulaire.

Les cellules hépatiques sont, en effet, toutes atteintes, mais elles le sont à des degrés divers. Nous retrouvons dans la tuberculose pulmonaire chronique, toutes les altérations que nous avons déjà signalées dans le foie, à propos des maladies aiguës. On y observe la dégénérescence graisseuse, granuleuse, aréolaire, fragmentaire, et souvent la nécrose de coagulation. Presque toutes les cellules sont de plus atrophiées et séparées les unes des autres, par des espaces assez larges, où s'est précisément accomplie l'infiltration embryonnaire.

Les altérations les plus prononcées portent sur les cellules des *zones sus-hépatiques* et *intermédiaires*. On y rencontre surtout la dégénérescence aréolaire et fragmentaire et même la nécrose de coagulation. Il est juste de remarquer que c'est aussi dans ces deux zones que les îlots embryonnaires

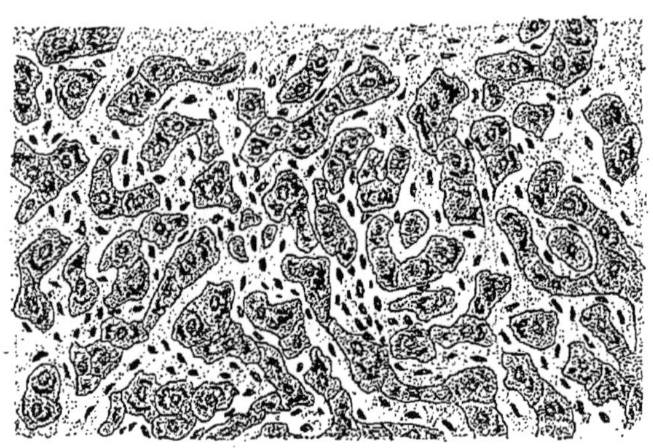

Fig. 16. — Lésions du foie dans la tuberculose pulmonaire chronique.

sont le plus nombreux; ils occupent, d'ailleurs, les groupes cellulaires dont la dégénérescence est le plus avancée.

Donc, nous constatons là, une fois de plus, un rapport évident entre les altérations cellulaires du foie et le développement de la sclérose au sein de son parenchyme.

B. *Rétrécissement de l'œsophage* (*Une observation*).

Les trois zones présentent des lésions cellulaires, mais les altérations sont surtout marquées aux *zones portes* et *sus-hépatiques*. Les cellules de ces régions sont très atrophiées, leur forme normale est profondément modifiée et leur protoplasma renferme d'énormes vésicules adipeuses, qui refoulent le noyau : des granulations remplissent celles qui ne sont pas frappées de dégénérescence graisseuse. Les contours cellulaires sont séparés par des espaces sinueux, disposés sans ordre et dont quelques-uns contiennent des globules rouges accumulés. Par suite, les trabécules hépatiques, complètement modifiées, sont devenues méconnaissables, sauf à la *zone intermédiaire*, où elles ont à peu près conservé leur disposition normale, et encore dans cette région forment-elles, en certains points, de petites masses nodulaires séparées du reste du parenchyme par des espaces irréguliers. Tout autour de ces nodules constitués par les trabécules, existent des cellules conjonctives, accumulées au milieu des espaces qui les isolent du parenchyme.

Dans le reste de la préparation, les cellules embryonnaires ne donnent pas naissance à des îlots inflammatoires semblables à ceux que nous avons plusieurs fois rencontrés; mais elles se répandent d'une manière uniforme dans les interstices des cellules hépatiques disjointes. Autour de la veine sus-hépatique et à la périphérie des espaces de Kiernan, la sclérose est évidente, riche en cellules conjonctives embryonnaires; elle est surtout accentuée à la *zone porte*.

En somme, nous avons dans ce cas des lésions un peu différentes de celles déjà observées : la sclérose est bien diffuse, mais elle est à la fois *péri* et *monocellulaire*, sauf vers les *zones portes* et *sus-hépatiques*.

C. *Athérome* (*Une observation*).

Le foie, chez le malade de cette observation, nous a présenté des lésions minimes; nous les décrirons cependant, pour bien montrer que nous avons suivi nos examens histologiques sans idée préconçue et sans les choisir dans le but déterminé d'y rencontrer des lésions cellulaires et conjonctives associées.

La sclérose s'observe bien aux *zones portes*; mais elle y est discrète, restreinte et formée par du tissu conjonctif adulte. Les lésions *cellulaires* sont un peu plus prononcées, sans être excessives. Toutes les cellules présentent de la dégénérescence granuleuse et un léger degré d'atrophie; entre elles s'observent des néo-canalicules biliaires, reconnaissables à leur contenu verdâtre.

Il n'existe aucune relation entre les lésions des cellules et le développement de la sclérose.

D. *Syphilis tertiaire* (*Une observation*).

Ici, les lésions conjonctives l'emportent de beaucoup sur les altérations parenchymateuses. Les *zones portes* et les *zones sus-hépatiques* sont le siège d'une prolifération conjonctive indiscutable, se prolongeant par des tractus plus ou moins prononcés entre les trabécules avoisinantes. De plus, dans ce cas, la sclérose monocellulaire est manifeste. Autour des cellules hépatiques atrophiées, en état de dégénérescence granuleuse, se montrent des espaces sinueux, remplis par des traînées de cellules conjonctives, mélangés à des fibres de même nature. Le tissu conjonctif est adulte et surtout abondant dans la zone sus-hépatique.

E. *Cancer de l'estomac* (*Trois observations*).

Dans ces trois observations, nous n'avons pas trouvé de généralisation cancéreuse au foie : mais toutes les zones offrent également des lésions cellulaires et de l'hyperplasie conjonctive diffuse. Presque toutes les cellules hépatiques sont atteintes de dégénérescence graisseuse : dans deux de nos observations, les vésicules adipeuses développées au sein du protoplasma sont énormes : dans la troisième, leurs dimensions sont plus restreintes. Il n'y a pas la moindre régularité dans la distribution de cette lésion; mais il n'est pas discutable que les cellules, même dépourvues de graisse, sont très atrophiées et très déformées.

Aux *zones portes* ou *sus-hépatiques*, la prolifération conjonctive est très nette autour des vaisseaux; nous rencontrons surtout, inégalement disséminés au milieu des groupes cellulaires dégénérés, de nombreux îlots de tissu conjonctif embryonnaire. Ces foyers ne se continuent pas entre eux et occupent précisément les vides laissés libres par l'atrophie cellulaire.

F. *Hémorrhagie cérébrale* (*Deux observations*).

Dans ces deux foies, les lésions conjonctives sont tellement prononcées qu'elles pourraient être facilement attribuées à une cirrhose atrophique, si leur examen était seulement microscopique.

La sclérose, très irrégulièrement développée, est surtout manifeste au niveau des *zones portes* et *sus-hépatiques*. Dans ces régions se voient des bandes fibreuses qui sillonnent la préparation et donnent au foie un aspect presque lobulé, si bien que l'envahissement du tissu conjonctif pourrait être considéré comme systématique. Aussi faut-il porter son attention sur les *zones intermédiaires* pour s'assurer que la systématisation n'est qu'apparente. Ces zones sont occupées par de nombreux foyers de cellules embryonnaires, disséminés au milieu du parenchyme hépatique et reliés souvent entre eux par quelques fines traînées cellulaires. A côté de la sclérose, que nous avons décrite, se retrouvent dans les *zones portes* et *sus-hépatiques* les mêmes îlots conjonctifs.

Les bandes scléreuses périvasculaires sont formées de tissu

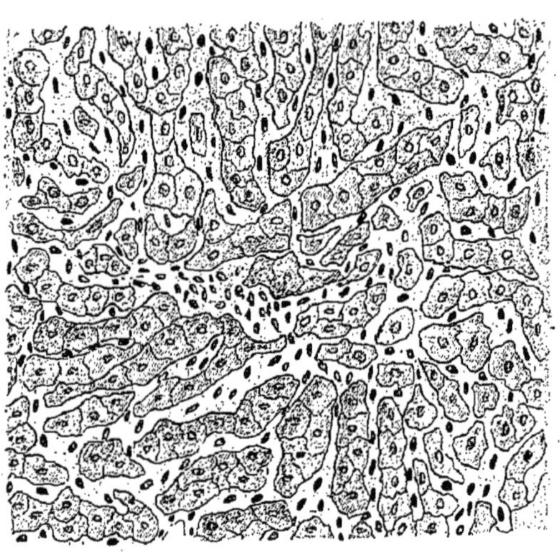

Fig. 17. — Foie d'un malade hémiplégique.

conjonctif adulte, à fibres multipliées, à cellules rares; les îlots intra-parenchymateux sont constitués par l'agglomération de cellules embryonnaires rondes et fusiformes, sans traces de fibres conjonctives. Par l'âge de leur évolution, par leur structure, ces deux scléroses sont donc indépendantes l'une de l'autre.

Des altérations profondes envahissent aussi les cellules hépatiques. Le plus grand nombre d'entre elles est frappé de dégénérescence granuleuse évidente. Elles sont déformées, atrophiées, écartées les unes des autres; quelques-unes sont atteintes de dégénérescence fragmentaire; plusieurs sont complètement nécrosées; mais, d'une façon générale, les plus altérées elles-mêmes contiennent peu de graisse.

Il y a une relation très évidente entre les lésions scléreuses et les altérations cellulaires; les îlots embryonnaires se sont développés exclusivement dans les points où les cellules hépatiques sont le plus lésées. Au niveau des zones scléreuses *périportales* et *péri sus-hépatiques*, non seulement se voient des cellules du foie dégénérées; mais au sein même des travées conjonctives, qui sillonnent la préparation, il est facile de découvrir des débris de cellules hépatiques.

Des résultats fournis par ces deux observations, nous pouvons conclure à la coexistence des lésions conjonctives et des altérations cellulaires du foie, sans que cependant la *sclérose* puisse être dite *systématisée*.

G. *Insuffisance aortique* (*Une observation*).

Les lésions qui, dans ce cas particulier, nous ont été révélées par l'examen microscopique, rappellent très exactement celles qui s'observent dans les foies cardiaques. Elles sont surtout marquées dans la *zone sus-hépatique*, où les travées cellulaires sont méconnaissables, tant elles sont atrophiées. C'est à peine s'il est possible de distinguer leurs cellules constituantes, tandis qu'en certains points l'œil découvre des foyers apoplectiformes, analogues à ceux que nous avons signalés dans les foies des pneumoniques. Les cellules hépatiques, extrêmement atrophiées, sont atteintes par une dégénérescence graisseuse très accentuée.

Les altérations constatées aux *zones portes* et *intermédiaires* sont beaucoup moins prononcées : les cellules hépatiques y montrent bien toutefois la dégénérescence granuleuse, mais leur atrophie est peu considérable.

La sclérose est indiscutable, elle accompagne les lésions

cellulaires. Dans les *zones sus-hépatiques*, les veines ont leurs parois épaissies, renforcées par un tissu conjonctif très abondant, dont les prolongements pénètrent entre les travées cellulaires voisines ; le calibre du vaisseau est de plus très élargi. Les *zones portes* présentent aussi de l'hyperplasie conjonctive autour des espaces de Kiernan. Enfin, aux *zones sus-hépatiques* et *intermédiaires*, se sont constitués, au milieu des groupes cellulaires atrophiés, des îlots embryonnaires isolés au sein du parenchyme, qui ne se continuent ni entre eux ni avec les foyers de sclérose périvasculaire.

H. *Ramollissement cérébral* (*Deux observations*).

Dans ces deux cas, les lésions sont nettes et remarquables par leur absence de systématisation. Un faible grossissement fait découvrir, sur nos préparations, de nombreux îlots conjonctifs embryonnaires disséminés dans le parenchyme hépatique. L'hyperplasie est un peu plus accentuée au niveau des espaces de Kiernan. Nous trouvons dans ces examens une preuve évidente du rapport, qui relie entre elles les lésions conjonctives et les altérations des cellules hépatiques. Celles-ci en effet sont dégénérées, contiennent des vésicules adipeuses, ou bien sont frappées de dégénérescence fragmentaire, et paraissent d'autant plus malades qu'elles sont plus rapprochées d'un îlot embryonnaire. Par place, des traînées de cellules embryonnaires semblent se continuer avec les foyers intra-parenchymateux et cheminer régulièrement entre les cellules hépatiques atrophiées, qui ont subi la dégénérescence fragmentaire ou la nécrose de coagulation.

I. *Mal de Bright* (*Deux observations*).

Là encore, nous trouvons des lésions doubles et diffuses. Les deux foies laissent voir l'atrophie et la dégénérescence granuleuse de leurs cellules; les trabécules y sont déformées et irrégulières; mais nulle part les solutions osmiées ne révèlent la présence de la graisse. Les altérations cellulaires, très manifestes dans les *zones sus-hépatiques* et *intermédiaires*, sont à peine indiquées dans les *zones portes*, où les cellules sont presque normales.

L'hyperplasie conjonctive est très développée, mais n'offre pas la moindre apparence de systématisation. Au sein du parenchyme hépatique sont disséminés des îlots embryonnaires, irréguliers de forme et d'étendue, la plupart petits et constitués par des cellules rondes ou fusiformes, fortement colorées ; il s'agit donc là encore d'une sclérose diffuse.

Dans le cours des examens histologiques, que nous venons de rapporter, 19 fois sur 20, nous avons rencontré des altérations cellulaires associées à des lésions conjonctives. Sans tenir aucun compte de la nature des maladies auxquelles ont succombé les malades de nos observations, nous sommes arrivés à constater que, comme dans les maladies aiguës, les scléroses du foie ne sont pas systématiques et nous disons :

I. Dans un grand nombre de maladies chroniques, les cellules hépatiques présentent des dégénérescences variables.

II. Dans ces mêmes maladies, à côté des lésions scléreuses, qui occupent les zones portes et sus-hépatiques, se rencontre de l'hyperplasie conjonctive embryonnaire diffuse. Elle est représentée, tantôt par des îlots inflammatoires disséminés au sein du parenchyme hépatique, tantôt par l'infiltration de cellules conjonctives isolées entre cellules hépatiques atrophiées et dégénérées.

III. Les altérations cellulaires les plus profondes sont accompagnées par l'hyperplasie conjonctive la plus prononcée.

CHAPITRE IV

ÉTUDE HISTOLOGIQUE DE QUELQUES AFFECTIONS DU FOIE

Ce chapitre va nous permettre d'entrer de plain-pied dans l'étude histologique d'un certain nombre de maladies du foie. Nous nous attacherons à suivre la méthode adoptée dans les chapitres précédents : avant de formuler une conclusion, nous établirons, d'une façon précise et pièces en main, la nature des lésions conjonctives ou parenchymateuses que nous rencontrerons dans les foies par nous recueillis.

A. *Cancer du foie secondaire à un cancer de l'estomac* (*Une observation*).

Ce foie provient d'un sujet mort cachectique à la suite d'un cancer de l'estomac. Il présentait à l'autopsie des noyaux cancéreux — dont les plus gros avaient le volume d'une noix — disséminés tant à la surface qu'à l'intérieur du parenchyme.

Histologiquement, nous n'avons rencontré aucune altération des cellules hépatiques, en dehors des points où s'étaient montrés secondairement des nodules cancéreux; mais, au niveau de ceux-ci, nous avons pu constater des modifications très profondes du parenchyme du foie. Dans ces noyaux, les cellules ont perdu leurs aspect polyédrique normal; elles sont remplacées par des éléments irréguliers, allongés et se rapprochant plutôt, par leur forme, du type cylindrique.

Toutes ces cellules sont granuleuses et ne contiennent pas trace de graisse.

Aucune technique ne nous a permis de découvrir, dans ce foie, de lésions conjonctives.

B. *Dégénérescence amyloïde du foie* (*Une observation*).

Les cellules hépatiques, dans la majeure partie de la préparation, sont remplacées par une coloration uniforme, jaune rouge avec le picrocarmin, acajou avec les solutions iodo-iodurées. En de rares endroits, se trouvent encore quelques cellules hépatiques dont les contours ne sont pas absolument détruits ; mais nulle part il n'existe de noyaux, d'autant mieux que le protoplasma, quand il n'est pas envahi par la dégénérescence amyloïde, est rempli de vésicules adipeuses et de granulations.

Les lésions conjonctives sont évidentes ; autour des espaces de Kiernan il s'est produit une prolifération abondante de cellules embryonnaires, et, dans les *zones intermédiaires*, les mêmes cellules se sont groupées en îlots épars au milieu du parenchyme dégénéré.

C. *Cancer primitif du foie* (*Une observation*).

Il s'agit, dans cette observation, d'un cancer alvéolaire du foie, dans lequel les cellules, primitivement atteintes, donnent la certitude d'altérations indiscutables. Toutes sont plus ou moins dégénérées et le polymorphisme de leur structure est le résultat obligé des modifications pathologiques qu'elles ont subies. Nous croyons inutile d'insister sur les lésions épithéliales, puisque nous ne nous occupons pas du cancer du foie; il nous semble plus important d'étudier les lésions conjonctives concomitantes. La sclérose a pris en effet dans le foie que nous avons sous les yeux un accroissement exagéré. Elle sillonne le parenchyme de bandes fibreuses, sans ordre dans leur distribution, de volume variable, d'autant plus développées que les lésions épithéliales sont plus prononcées dans leur voisinage. Le tissu conjonctif ainsi développé est riche en fibres lamineuses et en cellules étoilées.

Pour bien étudier les rapports qui unissent l'hyperplasie conjonctive et les altérations épithéliales, choisissons un point où la destruction de la cellule hépatique, devenue cancéreuse, n'est pas encore accomplie. Là, les éléments cancéreux sont complètement entourés par des cellules embryonnaires, rondes, fortement colorées, qui se sont substituées au protoplasma fragmenté et détruit. Quand les cellules hépatiques sont peu dégénérées, si elles ont encore à peu près conservé leur forme, l'hyperplasie conjonctive est à peine marquée.

Des détails histologiques que nous venons de fournir, on peut déduire sans peine qu'il existe un rapport évident entre les altérations de la cellule hépatique et le développement de l'hyperplasie conjonctive.

D. *Foies cardiaques* (*Quatre observations*).

Nous commencerons l'étude des foies cardiaques par une observation dans laquelle les altérations sont moins manifestes que dans les autres.

Avec un faible grossissement il est facile de constater, au sein du parenchyme hépatique, une quantité énorme de cellules embryonnaires, disséminées sans ordre mais plus abondantes dans les *zones sus-hépatiques*, où du tissu conjonctif adulte a proliféré sous forme de bandes scléreuses. Dans les *zones intermédiaires* se sont développés de petits îlots embryonnaires, irréguliers de formes, de dimensions et sans continuation directe avec les foyers scléreux qui entourent les veines sus-hépatiques.

Au milieu de ces productions conjonctives, les cellules hépatiques sont, pour la plupart, profondément malades. Vers les zones sus-hépatiques, elles sont atteintes de dégénérescence aréolaire et fragmentaire, de nécrose de coagulation, si bien que le microscope révèle à ce niveau une coloration plus claire et comme une raréfaction du tissu du foie. A mesure qu'on se rapproche des *zones intermédiaires*, on trouve plutôt la dégénérescence granulo-graisseuse. Enfin, dans les points qui n'ont pas encore été envahis par la sclérose, il existe, entre les travées cellulaires, des foyers apoplectiformes dus à l'accumulation de globules rouges.

Sur cette préparation, les lésions cellulaires paraissent prédominer aux *zones sus-hépatiques*; dans les autres observations, les altérations sont tellement prononcées qu'il paraît absolument impossible de préciser leur point de départ.

Il n'y a pas, en effet, dans ces cas, la moindre apparence de systématisation du tissu conjonctif, qui a envahi les zones les plus diverses, sans qu'il soit possible de décrire la moindre régularité dans sa distribution. Tout le foie est sillonné de larges bandes scléreuses contenant des capillaires sanguins de nouvelle formation. Dans les espaces limités par ces bandes fibreuses, il n'est pas rare de voir des îlots embryonnaires disséminés sans ordre.

Quant aux cellules hépatiques, toutes, frappées de nécrose, sont profondément modifiées ; il n'en subsiste souvent que des débris et, dans les masses informes qui persistent, il est absolument impossible de reconnaître des figures cellulaires régulières. La nécrose est d'ailleurs tellement prononcée que les noyaux des cellules sont introuvables et que les réactifs colorants sont restés sans action en plusieurs points.

E. *Cirrhoses atrophiques* (*Quatre observations*).

Les quatre observations de cirrhose atrophique, que nous avons recueillies, ne présentaient pas, dans leurs lésions, le même état d'avancement. Nous avons cru qu'il serait préférable de les étudier séparément au point de vue histologique : nous commencerons par l'étude du foie le moins malade, pour arriver par gradation à celui qui offre les altérations les plus profondes.

1. *Cirrhose atrophique au début.* — L'aspect du foie, au microscope, est à peu près lobulé ; nous disons à peu près, parce qu'il est impossible, dans notre préparation, de reconnaître les anneaux scléreux complets que nous avons vu décrits dans les ouvrages classiques. La sclérose a surtout envahi les espaces de Kiernan, et des *zones portes* elle a émis en différents sens des prolongements au sein des trabécules hépatiques avoisinantes. Quelques foyers scléreux périportaux se réunissent entre eux par des tractus fibreux plus ou moins développés. La sclérose des *zones portes* n'a pas pénétré profondément dans les *zones sus-hépatiques* et *intermédiaires*, mais ces régions possèdent des îlots embryonnaires disséminés au sein de leurs travées cellulaires.

Les cellules hépatiques sont en état de dégénérescence granuleuse et leurs altérations sont plus marquées au voisinage des foyers embryonnaires intra-parenchymateux et des zones de sclérose adulte. Enfin, il n'est pas possible de mettre en doute l'existence de néo-canalicules biliaires, courant entre les cellules atrophiées, et dont quelques-uns sont déjà envahis par l'hyperplasie conjonctive.

De notre examen histologique il résulte que, si les altéra-

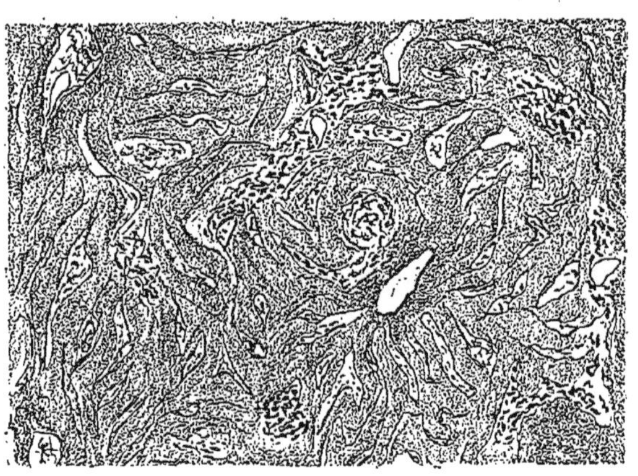

Fig. 18. — Cirrhose au début.

tions conjonctives prédominent, il n'est pas douteux non plus qu'elles soient accompagnées de lésions cellulaires manifestes. Enfin si, à première vue, la sclérose paraît être systématisée et procéder des *zones portes*, il est remarquable que, dans les autres zones, s'observent des foyers d'hyperplasie diffuse, qui éloignent toute idée de systématisation.

2. *Cirrhose atrophique plus avancée.* — La lobulation qui nous avait frappé à un premier et rapide examen dans le cas précédent, ne se retrouve plus dans celui-ci. La préparation est parsemée de nombreux foyers scléreux, colorés en rouge par le picrocarmin et contenant, au milieu de leurs fibres conjonctives, des cellules embryonnaires nombreuses qui

leur donnent un aspect granuleux. Entre ces foyers de sclérose, le parenchyme hépatique est d'une coloration jaune roux, criblée en maints endroits d'un petit piqueté rouge, dû à des cellules embryonnaires. Les foyers scléreux se rencontrent surtout aux *zones portes*, mais il en existe aussi dans les *zones sus-hépatiques* et *intermédiaires*. Des tractus fibreux, plus ou moins larges, réunissent entre eux ces divers îlots et donnent à la préparation un aspect en apparence lobulé. La lobulation n'est qu'apparente, disons-nous, car elle n'est pas le moins du monde systématisée; en effet, dans les sections de parenchyme, limitées par les anneaux scléreux, la coupe d'une veine sus-hépatique ne se retrouve pas, de même qu'à la périphérie ne peuvent se découvrir les caractères distinctifs des espaces de Kiernan. Il semble donc logique d'admettre que la sclérose s'est produite d'une manière tout à fait diffuse, d'autant plus qu'en prolongeant l'examen de la préparation, il est facile de se convaincre que les altérations les plus considérables ne s'observent pas nécessairement dans les *zones portes*.

Les cellules hépatiques sont profondément touchées et le sont dans toutes les zones, sans que leurs altérations paraissent influencées par le plus ou moins grand développement de l'hyperplasie conjonctive. Dans le foie que nous étudions, toutes les lésions cellulaires se trouvent représentées, depuis l'état trouble et granuleux des cellules jusqu'aux dégénérescences aréolaires et fragmentaires les plus complètes, on observe même des nécroses de coagulation; nous devons toutefois remarquer que ces diverses altérations atteignent leur maximum au niveau des *zones portes*.

3. *Cirrhose atrophique avancée*. — Examinées à un faible

grossissement, les préparations apparaissent sillonnées par des bandes scléreuses d'inégales dimensions. Ces bandes limitent des amas de cellules hépatiques, aux formes les plus variées. Au centre de ces groupes cellulaires, la coupe des veines sus-hépatiques fait défaut, de même qu'à leur périphérie ne se distinguent plus les éléments constitutifs des espaces de Kiernan. On voit enfin que les îlots parenchymateux sont pénétrés, sans aucun ordre et très irrégulièrement par des prolongements fibreux, s'irradiant des traînées de sclérose.

Les cellules hépatiques, presque toutes altérées, sont allongées dans le sens des bandes scléreuses. Un certain nombre d'entre elles a été envahi par le tissu hyperplasique, tandis que d'autres se sont agglomérées en groupes isolés dans les foyers scléreux. L'atrophie et la dégénérescence granulo-graisseuse sont les lésions les plus répandues, et, malgré cela, les cellules ont conservé leurs noyaux qui paraissent hypertrophiés. Entre ces cellules isolées par des anneaux scléreux s'infiltre fréquemment du tissu embryonnaire.

Cet examen approfondi nous autorise donc bien à dire que, dans ce cas encore, la systématisation de la cirrhose atrophique est plus apparente que réelle.

4. *Cirrhose atrophique très avancée.* — Dans cette dernière observation, nous trouvons le type le plus accompli de la sclérose hépatique. Les cellules parenchymateuses se sont condensées en quelques îlots très petits, disséminés au milieu des travées fibreuses qui — elles au contraire — ont acquis un développement excessif. Dans quelques points, où la sclérose est un peu plus accusée, les cellules hépatiques persistent encore, groupées en petit nombre, mais toutes frappées

de dégénérescence granulo-graisseuse ou de nécrose de coagulation. Nous n'insisterons pas sur les altérations des cellules envahies par la sclérose la plus intense, elles sont réduites à des détritus tellement informes, que l'aspect cellulaire le plus rudimentaire ne pourrait y être reconnu.

Dans les bandes scléreuses, nous constatons trois faits importants à signaler : 1° la présence de capillaires sanguins néo-formés; 2° le développement d'éléments embryonnaires très nombreux autour des îlots cellulaires, entourés de bandes scléreuses; 3° l'absence d'éléments embryonnaires au voisinage des espaces de Kiernan et des veines sus-hépatiques.

Les quatre observations que nous venons de rapporter sont intéressantes, parce qu'elles nous permettent de suivre, en quelque sorte, la progression de la sclérose dans le foie. Elles nous prouvent, une fois de plus, que, dans les maladies de cet organe, des rapports étroits semblent unir les altérations cellulaires et l'hyperplasie du tissu conjonctif.

Toutes les observations de ce chapitre — sauf la première, où le foie n'était pas primitivement malade — nous ont montré la sclérose et les lésions épithéliales associées; nous croyons, en conséquence, que nous sommes autorisé à formuler les trois conclusions suivantes :

I. Dans les maladies, qui d'emblée atteignent le foie, s'observent d'une façon constante des altérations cellulaires, pouvant aller jusqu'à la nécrose de coagulation et à la destruction la plus complète des éléments.

II. Dans les mêmes maladies, le tissu conjonctif se montre

toujours comme un produit pathologique et peut prendre un accroissement considérable.

III. Les altérations cellulaires accompagnent toujours la sclérose, quels que soient, du reste, l'âge et l'étendue de son évolution.

CHAPITRE V

ÉTUDE HISTORIQUE SUR LES SCLÉROSES DU FOIE

En parcourant la littérature médicale, le lecteur attentif constate avec étonnement que la pathogénie des scléroses du foie a donné lieu aux interprétations les plus nombreuses et les plus variées. Quant à nous, qui nous sommes cantonné dans un travail purement histologique, nous n'avons pas à remonter très loin pour assister au début de ces théories explicatives.

Les cirrhoses du foie, considérées d'abord comme des maladies précises, définitivement établies, ont été, depuis, le point de départ de nombreux travaux, qui ont singulièrement étendu leur cadre pathologique. Nous passerons brièvement en revue les plus importants, pour ne pas encombrer cette étude de détails qui nous entraîneraient trop loin.

Lorsque Hering eut donné le schéma du lobule hépatique humain — qu'il a construit d'ailleurs en prenant pour terme de comparaison le foie du porc — les auteurs s'attachèrent à décrire les scléroses hépatiques comme des lésions sytématisées. Les espaces portes d'une part, les veines sus-hépatiques de l'autre, parurent être, à quelques observateurs très autorisés du reste, des bases assez solides pour supporter l'édifice des théories pathogéniques de la sclérose hépatique.

Au cours de ses leçons d'anatomie pathologique, M. le professeur Charcot résuma, le premier, l'état de nos connaisances, avec cette clarté d'exposition qui lui est personnelle. Il enseigna que, dans la cirrhose atrophique, les altérations conjonctives dominaient la scène pathologique, tandis que les lésions cellulaires, représentées le plus souvent par l'atrophie simple, étaient secondaires au processus hyperplasique. Il schématisa même cette variété de cirrhose, en disant qu'elle était caractérisée par une *sclérose annulaire péri* et *interlobulaire*.

Le rôle prépondérant de la sclérose, dans les cirrhoses du foie, semblait d'autant plus solidement établi que M. Charcot fit, en collaboration avec M. Gombault, des expériences qui parurent devoir confirmer sa théorie. En liant le canal cholédoque chez des cobayes, ces deux auteurs déterminèrent dans le foie de ces animaux des cirrhoses conjonctives indiscutables accompagnées de lésions épithéliales de peu d'importance.

L'année suivante, en 1877, M. Chambard reprit les mêmes expériences et conclut, de leurs résultats, que l'hyperplasie conjonctive était absolument caractéristique, tandis que les lésions cellulaires étaient secondaires et accessoires.

MM. Straus et Blocq, dans un très intéressant mémoire publié sur les cirrhoses expérimentales, M. Rendu, dans son article du Dictionnaire de Dechambre, sont arrivés à formuler des conclusions identiques. Pour ces auteurs, l'hyperplasie conjonctive est la lésion primordiale, l'altération de la cellule hépatique est secondaire ou bien elle marche de pair avec le processus scléreux.

Dans un autre ordre d'idées, M. Talamon, étudiant l'état du foie chez les cardiaques, fait débuter la sclérose au niveau des espaces portes. Il attribue le processus hyperplasique à des troubles circulatoires, retentissant sur les vaisseaux du foie et y déterminant une inflammation qui se traduit histologiquement par l'apparition de la sclérose. Il a bien constaté les altérations de la cellule hépatique, mais il ne leur accorde, dans le processus pathologique, qu'un rôle secondaire et tout à fait accessoire.

Pour M. Parmentier, les lésions cellulaires sont également secondaires, quand il étudie le foie cardiaque, dont il décrit avec beaucoup de netteté les altérations scléreuses. Il systématise d'ailleurs aussi ces lésions, dont, selon lui, les veines sus-hépatiques seraient le siège originel.

A côté de ces travaux, où le rôle pathogénique de la cellule est relégué au second plan, nous devons citer l'opinion soutenue jadis par M. Lancereaux, à propos de l'influence nocive des habitudes alcooliques. Il admet que l'alcool peut agir de deux façons sur le foie, soit en développant l'hyperplasie conjonctive, soit en devenant le point de départ d'une dégénérescence graisseuse des cellules hépatiques. Un de ses élèves, M. Gilson, a décrit cette dernière variété d'hépatite sous le nom de *cirrhose hypertrophique graisseuse*. L'opinion soutenue par ces deux auteurs paraît assez bizarre au premier abord; toutefois elle laisse entrevoir que la sclérose n'est pas tout dans la cirrhose et que les cellules hépatiques peuvent aussi entrer en jeu.

Nous devons rapprocher de cette dernière interprétation celle de M. Guitter, qui — ayant rencontré plusieurs cas de cirrhose dans lesquels les lésions conjonctives et cellulaires étaient répandues très irrégulièrement dans le foie — les décrivit sous le nom de *cirrhoses mixtes*. Cette opinion ne put pas davantage résister à la discussion que la conception des *néphrites mixtes*, mais elle eut le mérite d'attirer l'attention sur les altérations cellulaires du foie.

Les lésions de la cellule hépatique ont été précisées par M. le professeur Cornil, dans les leçons qu'il fit à l'Hôtel-Dieu en 1887. Il enseigna que les troubles cellulaires précèdent dans certains cas l'apparition de la sclérose, mais il ne généralisa pas cette manière de voir.

M. Hanot, dont la compétence n'est pas à mettre en doute, quand il s'agit de la pathologie hépatique, émit l'idée que la cellule du foie devait, en certains cas, jouer un rôle important dans la pathogénie des cirrhoses. Il publia à ce sujet (voir les *Archives de médecine* de 1882) une observation très intéressante de cirrhose atrophique à marche rapide.

M. Sabourin, le même qui a construit le lobule biliaire, considérant le foie surtout comme une glande destinée à sécréter la bile, a mis du même coup en évidence le rôle de la cellule hépatique dans la production d'un certain nombre de maladies du foie.

En réalité, c'est à MM. Kelsch, Kiener et Wannebroucq que nous devons de mieux connaître les altérations et le rôle de la cellule hépatique dans certaines formes de scléroses. Ces trois auteurs, dans le foie palustre, dans l'adénome du foie et dans certaines formes de cirrhoses, ont décrit des lésions cellulaires indiscutables et ont émis l'hypothèse que, dans les scléroses du foie, les cellules primitivement touchées, réagissent ensuite sur le tissu conjonctif, qui prend alors un développement exagéré. MM. Kelsch et Kiener ont observé dans un foie palustre des lésions très irrégulièrement distribuées, intéressant, en même temps que le parenchyme, les éléments conjonctifs, et ils ont édifié une théorie qui ne laisse pas que d'être séduisante. « Toute cellule hépatique, disent-ils, est au début une cellule embryonnaire qui se modifie dans le sens de sa fonction. On peut donc admettre qu'à un moment donné, elle peut revenir à l'état conjonctif, sous l'influence de l'irritation. »

En comparant les résultats que nous avions obtenus avec les travaux des auteurs que nous venons de citer, nous avions acquis la conviction que les cellules hépatiques jouent un rôle considérable dans la pathogénie des scléroses du foie. C'est alors qu'en faisant des recherches dans la bibliographie allemande, nous avons trouvé deux monographies publiées à Halle par M. Ackermann, et son élève M. Hartung. Ces deux auteurs attribuent à la cellule hépatique le rôle capital dans la cirrhose, ils appuient leur théorie sur 31 observations de cirrhose alcoolique, et sur un certain nombre de cirrhoses phosphorées expérimentales. D'après eux, la cellule hépatique malade, nécrosée, détruite, s'atrophie et laisse un vide que vient combler le tissu conjonctif. Le travail de M. Ackermann se termine par cette conclusion, que nous traduisons littéralement : « Ce qu'on considère comme la cirrhose hépatique ne doit pas être pris pour le processus pathologique lui-même, mais bien plutôt comme l'expression d'un processus réactionnel, salutaire même, qui ne suffit pas à détruire les effets d'un premier mal, mais qui peut les limiter et les entraver. »

Nous avons terminé notre revue historique par l'analyse du travail de M. Ackermann, parce que, précisément, son interprétation cadre assez bien avec celle qui découle des résultats de nos examens. Notre rencontre sur le même terrain est d'autant plus sérieuse que, partis d'observations différentes, nous sommes arrivés à des conclusions sensiblement identiques. Nous devons ajouter d'ailleurs que notre conviction était déjà faite, alors que nous avons lu le travail du savant allemand (1).

(1) Dans le *Progrès médical*, notre excellent ami M. Pilliet a publié plusieurs travaux dans lesquels il a mis en évidence le rôle de la cellule hépatique; nous tenons à citer ici son opinion.

CHAPITRE VI

ESSAI SUR LA PATHOGÉNIE DES SCLÉROSES DU FOIE

On dit qu'un parenchyme est atteint de *sclérose*, quand ses éléments constitutifs sont remplacés par du tissu conjonctif. Celui-ci peut se présenter à nous sous deux aspects : ou bien il est constitué par des cellules, soit rondes, soit légèrement fusiformes, qui fixent avec intensité le carmin et l'hématoxyline, isolées ou réunies en groupes plus ou moins étendus; c'est le *tissu conjonctif embryonnaire* : ou bien les cellules sont plus petites, ont une forme étoilée, présentent des crêtes d'empreinte et sont noyées au milieu d'un chevelu de fibres, que le picrocarmin colore en rose pâle ; c'est le *tissu conjonctif adulte*. Les deux formes que nous venons d'indiquer ne sont que deux manières d'être du même tissu qui, tout en changeant de forme, ne change pas de nature. Ses propriétés toutefois se modifient avec l'âge : jeune il a plutôt une tendance à l'hypertrophie et augmente les dimensions des régions au niveau desquelles il se développe ; adulte, il semble doué de rétractilité et atrophie les organes qu'il a envahis ; en raison même de cette propriété, il prend le nom de *tissu rétractile*. Quoi qu'il en soit, le tissu adulte est toujours passé, à un moment donné, par la phase embryonnaire.

Ce point d'histogenèse était très important à préciser pour suivre les rapports de la sclérose et des altérations cellulaires du foie. Ce n'est pas, en effet, sur des pièces provenant de cirrhoses atrophiques avancées, que nous aurions pu étudier les liens qui rattachent les lésions de la cellule hépatique à l'hyperplasie conjonctive, car le tissu rétractile produit, dans ce cas, une atrophie avancée, qui se révèle au microscope par des altérations trop considérables. Convaincu d'autre part que la cellule hépatique, tant qu'elle est saine, demeure toujours identique à elle-même dans sa structure, nous avons pensé que les maladies aiguës se prêteraient facilement à nos recherches; c'est pourquoi nous avons étudié les lésions du foie séparément, dans les maladies aiguës, dans les maladies chroniques et enfin dans les maladies du foie lui-même.

Dans les maladies aiguës, nous avons vu que :

1° Les cellules hépatiques étaient toujours profondément altérées;

2° Les altérations cellulaires les plus profondes étaient accompagnées d'une hyperplasie embryonnaire indiscutable;

3° Les îlots de sclérose embryonnaire étaient distribués sans aucune systématisation.

Le nom de *cirrhose mixte* ne nous semble pas convenir à l'ensemble de ces lésions, puisqu'il n'indique suffisamment ni la prédominance des lésions cellulaires, ni l'absence de sclérose systématisée; nous adoptons de préférence la dénomination de *cirrhose* ou *hépatite diffuse*.

L'examen de nos préparations démontre que la cellule hépatique est plus particulièrement atteinte; mais ne le démontrerait-il pas, que le raisonnement nous conduirait à la même conclusion. En effet, dans les maladies infectieuses, le foie reçoit, par l'intermédiaire de la circulation porte, toutes les toxines accumulées dans l'organisme et, suivant M. Roger, il a pour fonction de les détruire en partie. Les capillaires intra-hépatiques, malgré la complexité de leur distribution, ne portent pas en eux un élément destiné à modifier les poisons qu'ils charrient; de plus, ils contractent des rapports étroits, intimes avec les cellules hépatiques. Celles-ci sont, au contraire, des éléments très vivants, très disposés à entrer en activité physiologique; mais, au bout d'un certain temps, leur puissance destructive s'émousse, elles subissent elles-mêmes l'influence nocive des matières toxiques qui les pénètrent, et la dégénérescence de leur protoplasma est la conséquence, en quelque sorte fatale, de ce trouble trophique. Ainsi s'explique également leur atrophie; mais, en s'atrophiant, elles laissent un vide qui doit être comblé, et, comme pour confirmer cet aphorisme célèbre, aussi vrai en pathologie qu'en physique « la nature a horreur du vide », le tissu conjonctif vient alors combler l'espace laissé libre par l'atrophie cellulaire.

La diffusion des lésions se peut expliquer par un raisonnement analogue. Toutes les cellules ne sont pas douées, à un même moment, de la même résistance; il est donc logique d'admettre qu'elles sont d'autant plus facilement atteintes qu'elles résistent moins énergiquement. Les préparations que nous avons étudiées nous autorisent à accepter cette interprétation, puisqu'elles nous présentent des foyers embryonnaires très irrégulièrement disséminés.

Les malades dont nous avons examiné les foies ont succombé trop rapidement aux infections qui les ont frappés, pour que nous ayons pu soupçonner le mode de transformation du tissu embryonnaire en tissu adulte; heureusement, nous avons pu examiner les foies d'un certain nombre de malades qui ont succombé à des affections chroniques. L'examen de ces pièces, à première vue, paraît gêner notre interprétation, car dans les zones *portes* et *sus-hépatiques* nous avons rencontré de la sclérose adulte; ce qui permet, jusqu'à un certain point, d'admettre une sorte de systématisation dans les lésions. Cependant, nous rencontrons là encore des îlots de sclérose embryonnaire disséminés au sein du parenchyme; mais ces îlots n'ont pas le moindre rapport avec les bandes de sclérose adulte et, de plus, ils se sont développés au voisinage de cellules hépatiques en voie de dégénérescence plus ou moins avancée. Nous trouvons donc là des conditions qui nous rapprochent singulièrement de celles que nous avons rencontrées dans les maladies aiguës.

Les cellules hépatiques ont d'ailleurs autant de causes d'altération, soit qu'elles reçoivent le contact des toxines si nombreuses chez les tuberculeux, soit que les vaisseaux portes leur charrient des principes délétères recueillis dans l'intestin des cancéreux, ou bien qu'en vertu d'une perturbation de l'appareil circulatoire, elles soient irriguées par une quantité de sang trop forte ou trop faible pour leur capacité physiologique. La dégénérescence et l'atrophie sont les conséquences naturelles de ces troubles de nutrition, et le développement du tissu scléreux devient fatal.

Dans tous les cas que nous venons de rapporter, il n'y a rien d'illogique à comparer la marche de la sclérose dans le foie aux processus scléreux observés dans les autres viscères. L'apparition du tissu conjonctif dans le rein, le poumon, le tube digestif, est toujours précédée d'une altération des éléments nobles — les épithéliums — dont la destruction laisse une perte de substance que vient combler plus ou moins rapidement le tissu conjonctif cicatriciel. Chacun sait, en effet, qu'au niveau des ulcérations de l'estomac guéries, il s'est généralement développé du tissu scléreux : or, la cellule hépatique est un élément aussi noble que la cellule épithéliale cylindrique de l'estomac; elle joue un rôle physiologique qui n'est pas moins important, et, dès lors, pourquoi, quand elle est détruite, ne pourrait-elle pas être remplacée par un tissu scléreux de même nature?

Est-ce à dire que, faisant jouer le rôle principal à la cellule hépatique dans la production de la sclérose, nous niions la possibilité d'une évolution scléreuse accomplie aux dépens des vaisseaux? Certainement non, ce serait aller trop brutalement contre les notions d'anatomie pathologique générale qui attribuent à la sclérose vasculaire la propriété de s'étendre assez loin dans son voisinage. Nous ferons remarquer cependant que, dans un foie recueilli chez un athéromateux, où nous pouvions espérer rencontrer des lésions assez étendues de sclérose périvasculaire, nous n'avons constaté que des lésions sans importance.

Jusqu'ici le rôle de la cellule hépatique dans l'évolution de la sclérose nous paraît être prépondérant, quand il s'agit de maladies aiguës ou chroniques, n'ayant pas sur le foie de localisation plus spéciale que sur les autres viscères. Il faut maintenant nous demander si, dans la sclérose du foie cardiaque ou dans celle de la cirrhose atrophique, la cellule hépatique ne serait pas le point de départ de l'hyperplasie conjonctive. Remarquons d'abord que, dans un cas de dégénérescence amyloïde et dans un cas de cancer du foie, nous avons observé l'existence de la sclérose autour des cellules hépatiques primitivement atteintes. Ces deux faits nous prouvent donc d'une façon évidente que parfois les altérations épithéliales primitives du foie peuvent s'accompagner de sclérose. Ce point est important à signaler; nous pourrons utiliser plus tard sa signification.

Dans l'une des quatre observations de foie cardiaque, que nous avons recueillies, nous avons eu l'occasion de voir des lésions relativement peu avancées. La sclérose était, il est vrai, plus marquée à la zone sus-hépatique ; mais des îlots de tissu embryonnaire disséminés s'observaient aussi dans les zones intermédiaires. Au niveau de ces îlots, comme à la région sus-hépatique d'ailleurs, les cellules du foie étaient profondément altérées.

Dans les trois autres cas, où la sclérose était beaucoup plus accusée, les altérations cellulaires étaient aussi plus profondes et il y avait une sorte de parallélisme entre les deux lésions. Nous sommes persuadé qu'il y a là plus qu'une coïncidence et que le rôle des cellules hépatiques a été considérable. Elles présentent, en effet, tous les degrés de l'atrophie, jusqu'à la nécrose de coagulation et elles sont d'autant plus atteintes que le tissu conjonctif est plus abondant. Enfin, et c'est là, croyons-nous, une constatation importante, les îlots, disséminés dans les préparations, sont formés de tissu embryonnaire ; tandis que les bandes scléreuses, qui sillonnent le foie, sont constituées par du tissu adulte. Les deux scléroses, n'ayant pas le même âge, sont vraisemblablement de dates différentes quant à leur origine, et de là encore nous devons déduire que la cirrhose a évolué d'une façon successive et diffuse.

Nous arrivons maintenant au point capital de la discussion. Faut-il admettre que, dans la cirrhose atrophique, la sclérose a pour point de départ une altération de la cellule hépatique ?

Nos quatre observations relatent des cirrhoses atrophiques, dont les lésions sont inégalement accentuées. De leurs examens histologiques nous ne retiendrons que trois faits capitaux :

1° La systématisation de la sclérose n'est qu'apparente ;

2° Les îlots parenchymateux, entourés par les anneaux scléreux, possèdent, au milieu de leurs cellules altérées, des foyers d'éléments embryonnaires ;

3° Dans les bandes fibreuses, qui parcourent le foie, on rencontre des groupes de cellules hépatiques dégénérées et fragmentées, entourés par de la sclérose adulte.

Ces trois faits, qui ressortent clairement de notre étude microscopique, nous paraissent apporter à l'origine cellulaire de la cirrhose atrophique une plate-forme solide. En effet, si la sclérose avait exclusivement pour point de départ les espaces portes et si le foie était nettement lobulé, les anneaux scléreux devraient être à peu près égaux entre eux ; à leur centre se verrait la coupe de la veine sus-hépatique et les zones intermédiaires devraient être envahies régulièrement par le tissu conjonctif ; enfin, tous les foyers scléreux d'une même région devraient présenter le même âge d'évolution. Malheureusement nous constatons des lésions dont la distribution est absolument inverse de celle que nous pourrions nous attendre à rencontrer. Nous ne voyons presque jamais la coupe de la veine sus-hépatique dans les îlots parenchymateux limités par la sclérose : à leur périphérie nous ne retrouvons pas régulièrement les détails histologiques qui caractérisent les espaces de Kiernan ; enfin, nous reconnaissons l'existence de scléroses différentes d'âge et de distribution, alors que, dans une même préparation, nous examinons des zones portes différentes. Non seulement la systématisation manque dans nos préparations ; mais encore, dans toute leur étendue, en des zones variables, nous retrouvons des foyers embryonnaires qui se sont développés au contact de cellules hépatiques, atrophiées et dégénérées. Ce fait, que nous avons constaté maintes fois dans la série de nos examens, nous a toujours paru sous la dépendance de lésions cellulaires : nous n'avons aucune raison de l'interpréter autrement, parce qu'il s'agit de la cirrhose atrophique.

Enfin, avons-nous dit, nous voyons, noyées dans les travées fibreuses du foie, des cellules hépatiques dégénérées, fragmentées et nécrosées à tel point qu'elles ne conservent rien ou presque rien de la forme cellulaire. Nous avouons franchement que, dans le cas particulier, la sclérose semble plutôt avoir envahi la cellule que tirer d'elle son origine. Cependant, si nous rapprochons ces faits de ceux déjà observés, nous pouvons admettre que la cicatrisation, nécessitée par l'atrophie cellulaire, n'est pas encore parfaitement accomplie.

La récapitulation de toutes les considérations que nous avons passées en revue dans ce chapitre, nous amène à cette conclusion qui — toute *théorique* qu'elle soit — n'est cependant pas invraisemblable : « Dans les diverses affections qui s'accompagnent de sclérose du foie, la cellule hépatique est primitivement atteinte, qu'elle le soit par l'alcool, par des poisons organiques ou par des troubles de nutrition ; elle s'altère, dégénère, s'atrophie, et devient le point de départ d'une hyperplasie conjonctive compensatrice. »

CHAPITRE VII

ORIGINE ET RÔLE DU TISSU CONJONCTIF

Notre tâche serait terminée si nous n'avions à répondre aux deux questions qui vont faire l'objet de ce chapitre : 1° Quelle est l'origine du tissu conjonctif ? 2° Quel est son rôle ?

Avec le premier problème, nous nous heurtons à de grosses difficultés d'interprétation. Il est facile, en effet, de constater dans une préparation l'existence du tissu conjonctif ; mais quel point d'origine lui assigner exactement ?

Faut-il admettre, ainsi que l'ont supposé MM. Kelsch et Kiener, que, placée dans certaines conditions, la cellule hépatique est susceptible de revenir à l'état embryonnaire ? Quelque attrayante que soit cette explication, elle ne cadre guère avec les faits que nous avons rapportés. Si la cellule hépatique pouvait revenir à l'état de cellule embryonnaire, elle ne subirait pas ces dégénérescences profondes, et surtout ces atrophies fragmentaires et nécrosiques, que nous avons si souvent observées au niveau des îlots embryonnaires, qui les envahissent.

Les *néo-canalicules biliaires*, observés si fréquemment dans les foies atteints de sclérose, peuvent-ils être — en dehors des cas où il s'agit de cirrhose hypertrophique biliaire — le point de départ de l'hyperplasie conjonctive ? Nous avons vu plusieurs fois ces canalicules envahis par la sclérose ; mais nous ne croyons pas, malgré cela, qu'ils puissent être considérés comme l'origine habituelle du travail prolifératif aboutissant à la formation du tissu fibreux. Nous savons, en effet, que leur paroi est constituée par une couche amorphe, sur la nature de laquelle nous ne sommes pas d'ailleurs fixés. Si cette paroi dépend des cellules hépatiques qui la bordent, elle ne peut pas être l'origine de la sclérose, d'après ce que nous avons dit plus haut; si elle est de nature conjonctive, comme elle ne contient pas d'éléments cellulaires, elle est absolument impropre à donner naissance aux cellules embryonnaires, puisqu'il est admis en histologie que les éléments non cellulaires d'un tissu ne produisent pas de cellules.

Nous pouvons nous demander maintenant si la sclérose ne prend pas naissance dans les *vaisseaux sanguins* qui irriguent le foie? Cette explication nous paraît plus plausible : toutefois, pour qu'on ne nous accuse pas de tomber dans la théorie que nous nous sommes attaché à combattre, nous ne l'admettons qu'en partie. Étant donné que nous considérons la lésion de la cellule hépatique comme l'origine de l'hyperplasie conjonctive, ce n'est certainement ni dans les vaisseaux de l'espace de Kiernan, ni dans la veine sus-hépatique que nous placerons le début de la sclérose, mais bien dans les *capillaires intercellulaires*.

Nous avons dit, en étudiant les vaisseaux dans leurs rapports avec la cellule hépatique, que les *capillaires intercellulaires* n'étaient pas recouverts d'endothélium et qu'ils présentaient une structure purement embryonnaire ; leurs parois sont formées par des cellules conjonctives placées bout à bout. A la moindre irritation, ces cellules sont susceptibles de s'enflammer et de proliférer ; nous savons, en effet, que dans le développement des organes et du squelette, les capillaires jouent un rôle considérable, dû à la multiplication de leurs cellules pariétales. Il n'y a donc rien d'invraisemblable à admettre que, sous l'influence de l'irritation produite par l'altération d'une cellule hépatique voisine, un capillaire intercellulaire présente une prolifération de ses éléments pariétaux et donne ainsi naissance à un tissu embryonnaire, destiné lui-même à combler les vides de l'atrophie cellulaire. Cette hypothèse devient encore plus plausible, quand on réfléchit que le capillaire est irrité non seulement par les cellules hépatiques avoisinantes, mais encore par l'accumulation, dans sa lumière, de globules rouges, dont la pénétration au sein des cellules hépatiques altérées est devenue impossible.

Enfin, une dernière hypothèse se présente ; les leucocytes, sortis par diapédèse des capillaires hépatiques et qui s'infiltrent entre les cellules, ne pourraient-ils pas, eux aussi, provoquer l'évolution des éléments embryonnaires ? Cette théorie peut d'autant mieux se soutenir que M. Ranvier a montré récemment que les leucocytes, placés dans certaines conditions, peuvent devenir des *clasmatocytes* et se transformer ensuite en cellules conjonctives. Nous nous bornons à signaler cette dernière hypothèse, sans nous y attarder plus longtemps, d'autant mieux que nous n'avons ni les connaissances ni l'autorité suffisantes pour la développer.

Si le tissu conjonctif se développe secondairement à l'altération de la cellule hépatique, quel rôle joue-t-il dans la sclérose du foie? Nous répondrons volontiers à cette dernière question, comme M. Ackermann, en disant qu'il joue le rôle du tissu cicatriciel et qu'il limite les altérations cellulaires. Deux motifs nous paraissent plaider en faveur de cette interprétation : 1° la nature de l'hyperplasie conjonctive, qui se produit dans l'organisme, à l'occasion d'une plaie ; 2° la marche très lente des scléroses chroniques du foie.

Il est rare, en effet, qu'un tissu ou un viscère, quand il subit une perte de substance, la répare par son propre tissu. Dans les plaies qui sectionnent le corps d'un muscle la réunion entre les deux bouts séparés s'accomplit grâce au développement du tissu conjonctif cicatriciel. Quand les muqueuses subissent une perte de substance assez profonde, c'est encore par l'hyperplasie conjonctive et non par leurs éléments constitutifs propres que se fait la réparation ; tel est le cas des ulcérations de l'estomac, de l'urèthre, etc. S'il se fait une perte de substance dans le système nerveux central, la réparation est encore de nature conjonctive.

Nous pouvons donc, sans forcer l'analogie, dire, avec M. Ackermann, que la sclérose du foie est le résultat d'un processus cicatriciel. Nous ajoutons avec lui que, de plus, ce processus est salutaire. Il est incontestable que, cliniquement, certaines scléroses du foie, celle de la cirrhose atrophique, par exemple, ont une évolution très lente. En serait-il ainsi si la sclérose envahissait primitivement les gros vaisseaux ? Il est permis d'en douter, d'autant plus que les malades conservent longtemps les apparences de la santé et que cette santé apparente ne saurait subsister, si les vaisseaux portes, enflammés et rétrécis, apportaient à la cellule hépatique des matériaux insuffisants à sa nutrition. Il est donc plus logique d'admettre, en se basant sur les examens histologiques, que la cirrhose est diffuse, procède par poussées successives, et que précisément le tissu conjonctif apporte momentanément une barrière à l'extension des lésions cellulaires.

TROISIÈME PARTIE

RECHERCHES EXPÉRIMENTALES

CHAPITRE PREMIER

EXPOSÉ DES RECHERCHES

Le rôle des altérations cellulaires, dans le développement de la sclérose hépatique, nous paraît avoir été mis clairement en évidence par les observations que nous avons relatées jusqu'ici ; cependant nous croyons qu'il est intéressant de comparer à l'anatomie pathologique humaine les faits fournis par l'expérimentation sur les animaux. Si nous rencontrons, dans cette nouvelle série d'études, des altérations analogues à celles que nous avons déjà décrites, notre interprétation n'en aura que plus de valeur et plus de solidité.

Dans le cours de ses expériences, M. Ackermann a pu développer chez les animaux des scléroses hépatiques, consécutives à des lésions cellulaires. En faisant absorber à ses lapins des doses progressivement croissantes de phosphore, il les a placés, en somme, dans des conditions qui les rapprochaient singulièrement de nos malades atteints d'infections aiguës. Les recherches entreprises par le savant allemand ont donné des résultats trop connus pour que nous ayons cru devoir les reprendre.

Nous avons, au contraire, voulu nous rapprocher le plus possible des conditions dans lesquelles se trouvent placés les malades atteints d'affections chroniques du foie. Pour arriver à ce but nous avons soumis des cobayes à l'action, soit de l'alcool, soit de l'éther. Ces diverses expériences ont été entreprises sous la direction de notre cher maître, M. le professeur Debove ; elles nous ont fourni l'occasion de reconnaître, une fois de plus, les rapports intimes qui unissent les lésions cellulaires et les lésions scléreuses du foie.

Déjà des recherches expérimentales ont été faites dans ce sens par MM. Straus et Blocq, qui ont intoxiqué lentement des lapins avec des doses progressivement croissantes d'alcool. Ces deux auteurs ont provoqué des lésions cirrhotiques indiscutables, que nous avons pu constater *de visu*, grâce à la libéralité de M. le professeur Straus, qui a bien voulu mettre à notre disposition ses pièces et ses préparations.

En Allemagne, M. Von Kahlden a également publié, dans le *Beiträge für pathologische Anatomie und für allgemeine Pathologie*, les résultats d'expériences intéressantes, entreprises par lui sur diverses espèces animales. Comme MM. Straus et Blocq, l'auteur introduisait l'alcool directement dans l'estomac des animaux, au moyen d'une sonde œsophagienne, et il signale, dans la muqueuse gastrique, des altérations que nous avons voulu éviter. Nous avons donc adopté un procédé tout différent : l'alcool a été injecté dans la cavité péritonéale des cobayes, à l'aide de la seringue de M. Straus et des aiguilles stérilisables construites avec le platine iridié. Comme on le verra plus loin, par le détail de nos observations, nous avons toujours employé l'alcool absolu, mélangé en proportions déterminées avec l'eau distillée et stérilisée par l'ébullition.

Pour les cobayes, qui ont été soumis à l'action de l'éther, nous avons pu, au contraire, utiliser la méthode des inhalations. Les animaux, placés sous une large cloche de verre, respiraient des vapeurs d'éther, provenant d'un cristallisoir placé près d'eux : cinq à dix minutes suffisaient à produire, chez eux, un état complet d'ivresse ; après une courte période d'excitation, ils se renversaient sur le côté, plongés dans un coma profond. Nous les retirions alors du milieu éthéré, et, au bout d'un quart d'heure, ils reprenaient leur état normal.

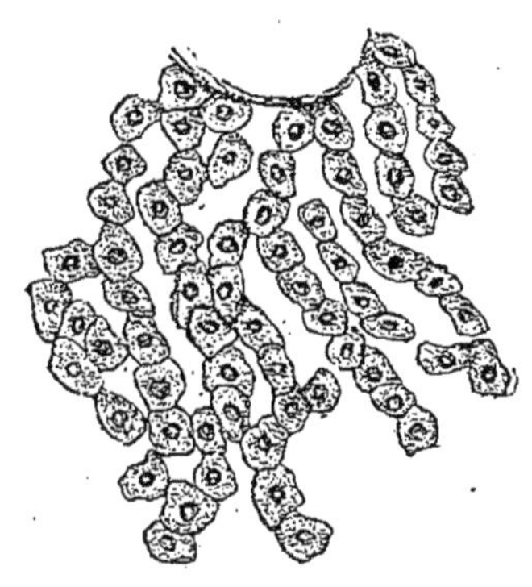

Fig. 19. — Cellules hépatiques saines d'un foie de cobaye.

Les injections d'alcool dans le péritoine et les inhalations d'éther nous ont permis de mettre immédiatement en contact avec le fluide sanguin les agents provocateurs de la lésion que nous voulions obtenir, tout en conservant à nos animaux l'intégrité des fonctions de leur estomac. Ainsi nous avons pu voir nos sujets continuer à se nourrir, ne perdre leur appétit qu'après un temps relativement assez long et seulement alors que les troubles hépatiques avaient pris un développement incompatible avec la vie.

Afin de bien étudier les lésions que produisaient ces deux intoxications, nous avons eu soin de faire, avec des foies de cobayes sains, des préparations histologiques, véritables étalons qui nous ont fourni des termes de comparaison entre l'anatomie normale et l'anatomie pathologique.

Notre technique dans la fixation et la conservation des pièces a été celle que nous avions déjà utilisée pour les foies humains; mais, tandis que les foies des animaux alcoolisés

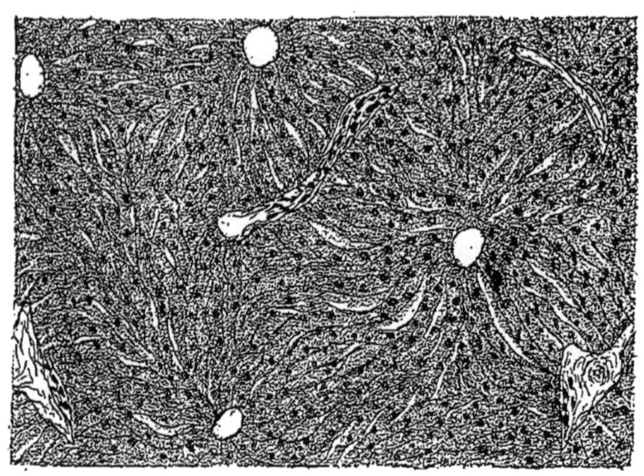

Fig. 20. — Foie de cobaye sain.

ont été durcis par l'alcool absolu et coupés avec le microtome à glissière, ceux des sujets éthérisés ont été inclus dans la paraffine et sectionnés au microtome à série.

Les foies témoins ont subi les mêmes opérations de technique et leurs coupes ont été faites par les deux méthodes.

CHAPITRE II

INTOXICATION ALCOOLIQUE EXPÉRIMENTALE

EXPÉRIENCE N° 1.

Cobaye femelle. — Poids : 455 grammes.

27 avril. — Injection dans le péritoine de :

Alcool absolu....... } ãã 1 centimètre cube.
Eau................ }

Un quart d'heure après l'injection, l'animal est en état d'ivresse. Légère parésie du train de derrière. Demi-coma. Au bout de deux heures l'animal mange et va bien.

28 avril. — *Idem.*

29 avril. — *Idem.*

30 avril. — *Idem.*

1er mai. — *Idem.*

2 mai. — Injection de { Alcool absolu..... / Eau.............. } ãã 2 centim. cubes.

Ivresse rapide et prolongée pendant quatre heures. L'appétit diminue.

3 mai. — L'appétit est presque nul.

4 mai. — L'animal meurt dans la nuit.

Autopsie. — Pas de péritonite. — Le foie, fortement congestionné, présente à sa surface quelques taches grisâtres; à la coupe, le parenchyme est très rouge.

Examen histologique. — Les préparations, colorées par la double action de l'hématoxyline et du picrocarmin, ont été déshydratées et montées dans le baume ou xylol. Le fond rouge normal de la coupe est parsemé de nombreux îlots embryonnaires teintés en violet intense. La sclérose occupe de préférence les zones portes ; mais elle s'observe aussi dans les zones intermédiaires ; à leur niveau, le parenchyme hépatique est plus clair et comme raréfié.

Cet aspect tient aux altérations cellulaires, que mettent en

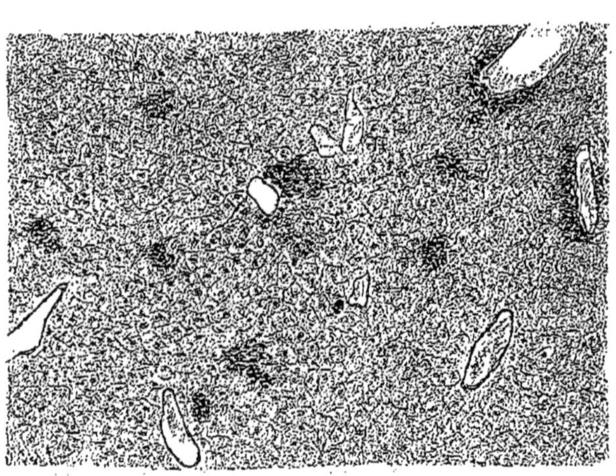

Fig. 21. — Foie d'un cobaye intoxiqué par l'alcool : Sclérose diffuse.

évidence les solutions osmiées et le picrocarmin. Les cellules hépatiques atrophiées, très granuleuses, dépourvues de

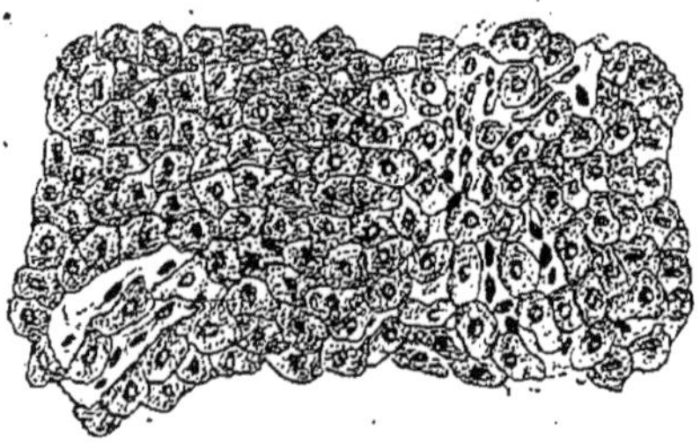

Fig. 22. — Rapports des lésions cellulaires et de la sclérose.

graisse, ont conservé leurs noyaux ; toutefois, leur forme est très profondément modifiée dans les régions où les cellules embryonnaires sont nombreuses. Les vaisseaux portes présentent un très léger degré d'infiltration embryonnaire, manifeste surtout entre les trabécules hépatiques avoisinantes.

Les cellules trabéculaires, très altérées, rappellent absolument les caractères des cellules hépatiques dégénérées que nous avons décrites dans les points sclérosés des zones intermédiaires.

Dans cette observation, la sclérose est donc à la fois diffuse et périportale; elle est de plus en relations étroites avec les altérations des cellules hépatiques.

EXPÉRIENCE N° 2.

Cobaye femelle enceinte. — Poids : 510 grammes.

27 avril. — Injection dans le péritoine de :

Alcool absolu....... }
Eau................ } ãã 1 centimètre cube.

L'ivresse apparaît un quart d'heure après l'injection et se prolonge deux heures. Légère parésie du train de derrière.

28 avril. — *Idem.*
29 avril. — *Idem.*
30 avril. — *Idem.*
1er mai. — *Idem.*
2 mai. — Injection de { Alcool absolu..... } ãã 2 centim. cubes.
{ Eau.............. }

Ivresse profonde et rapide. Dans l'après-midi, avortement et expulsion de trois embryons.

3 mai. — L'animal mange mal.
4 mai. — Il meurt dans la nuit.

Autopsie. — La cavité péritonéale contient de nombreuses fausses membranes. — Le foie est très congestionné à sa surface et, à la coupe, son parenchyme est d'un rouge intense.

Examen microscopique. — Un faible grossissement permet de voir, sur nos préparations, de nombreux foyers de sclérose embryonnaire. Ils sont surtout développés au voisinage des zones portes; quelques-uns se rencontrent aussi dans les zones intermédiaires. Les îlots scléreux sont exclusivement constitués par des cellules embryonnaires, fortement colorées par l'hématoxyline ; elles tranchent sur un fond rouge uniforme. Dans les zones portes, les trabécules hépatiques sont beaucoup plus envahies que les vaisseaux par la prolifération conjonctive ; leurs cellules constituantes sont atrophiées et aplaties, elles contiennent de nombreuses granulations et leurs contours sont tout à fait déformés. En dehors des régions où nous avons signalé des foyers de sclérose, nous ne trouvons pas de dégénérescence cellulaire. Un certain nombre de cellules, réunies en groupes entourant les veines sus-hépatiques, renferment des granulations graisseuses. Ce fait nous paraît être bien plus d'ordre physiologique que d'ordre pathologique, si nous nous rappelons que cette femelle était enceinte, quand elle a été soumise pour la première fois à l'intoxication alcoolique.

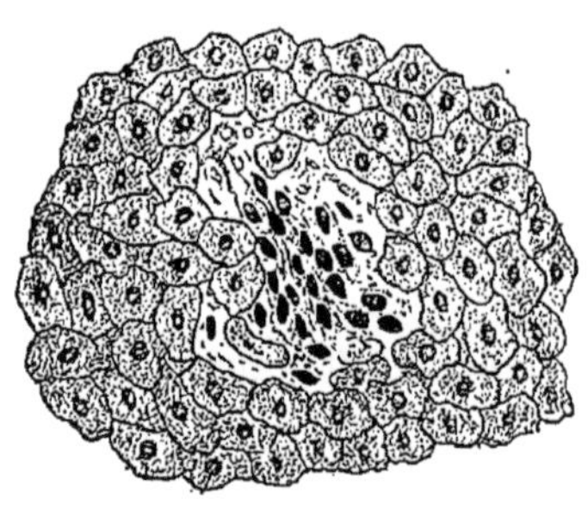

Fig. 23. — Ilot scléreux dans le foie d'un cobaye intoxiqué par l'alcool.

EXPÉRIENCE N° 3.

Cobaye mâle. — Poids : 455 grammes.

27 avril. — Injection intrapéritonéale de :

Alcool absolu....... } āā 1 centimètre cube.
Eau................ }

Ivresse après vingt minutes ; elle se prolonge moins de deux heures. Légère parésie du train de derrière.

28 avril. — *Idem.*

29 avril. — *Idem.*

30 avril. — *Idem.*

1er mai. — Mêmes injection et constatations que le 27 avril.

2 mai. — Injection de { Alcool absolu...... / Eau............... } āā 2 centim. cubes.

Ivresse profonde et rapide.

7 mai. — Après cinq jours, pendant lesquels il n'a presque plus rien mangé, l'animal est trouvé mort dans sa cabane.

Autopsie. — Pas de traces de péritonite. — Le foie est fortement congestionné.

Examen microscopique. — Nous retrouvons, ici encore, la sclérose hépatique au même âge d'évolution et avec la même distribution que chez les animaux des expériences précédentes. Au voisinage des foyers de sclérose, les cellules hépatiques sont atrophiées ou frappées de dégénérescence granuleuse ; en quelques points même, elles présentent de la dégénérescence fragmentaire et de la nécrose de coagulation. D'une manière générale d'ailleurs, les lésions sont beaucoup plus accentuées que dans les foies précédemment étudiés ; enfin, au niveau des foyers embryonnaires, le parenchyme hépatique est comme aminci et raréfié.

EXPÉRIENCE N° 4.

Cobaye mâle. — Poids : 586 grammes.

Dans cette expérience et dans la suivante, nous avons procédé avec plus de lenteur, de manière à pouvoir suivre plus longtemps nos animaux.

7 mai. — Injection intrapéritonéale de :

Alcool absolu....... } āā 1 centimètre cube.
Eau................ }

L'ivresse est peu marquée ; elle dure cependant près de deux heures.

12 mai. — *Idem.*

26 mai. — Le cobaye ne pèse plus que 500 grammes.

Injection de { Alcool absolu..... / Eau.............. } āā 1/2 centim. cube.

30 mai. — Injection de { Alcool absolu..... / Eau.............. } āā 1/2 centim. cube.

1er juin. — Le poids de l'animal est tombé à 475 grammes.

Injection de { Alcool absolu..... / Eau.............. } āā 1/2 centim. cube.

3 juin. — Le cobaye est mort dans la nuit.

Autopsie. — Le péritoine, légèrement irrité, est recouvert de quelques fausses membranes. — Le foie est rouge et congestionné.

Examen histologique. — Les foyers scléreux, reconnus dans le foie de ce cobaye, sont moins nombreux et moins étendus que ceux observés dans les foies des animaux dont nous avons déjà relaté les observations. Il n'est cependant pas douteux que, dans nos préparations, il existe des îlots embryonnaires, développés dans les différentes zones, en particulier dans les zones portes. Les trabécules hépatiques sont beaucoup plus *atteintes* que les vaisseaux par l'infiltration conjonctive ; leurs cellules sont atrophiées, envahies par la dégénérescence granuleuse ; quelques-unes d'entre elles contiennent même des goutelettes graisseuses. Enfin, nombreux sont les points où les capillaires intercellulaires sont dilatés par des globules rouges accumulés dans leur lumière.

EXPÉRIENCE N° 5.

Cobaye mâle. — Poids : 586 grammes.

7 mai. — Injection intrapéritonéale de :

Alcool absolu.......	āā 1/2 centimètre cube.
Eau................	

L'ivresse est à peine marquée. Un quart d'heure après l'injection, l'animal a un peu d'incertitude dans la marche, puis revient à son état normal.

12 mai. — *Idem.*

26 mai. — Poids : 510 grammes.

Injection de	Alcool absolu.....	āā 1/2 centim. cube.
	Eau.............	

30 mai. — *Idem.*

1er juin. — *Idem.* — Poids : 515 grammes.

3 juin. — L'animal est mort dans la nuit.

Autopsie. — Péritonite assez intense, caractérisée par la présence de nombreuses fausses membranes. — Congestion considérable du foie.

Examen histologique. — Les lésions sont absolument comparables à celles que nous avons rapportées à propos de l'expérience n° 4; sclérose périportale et diffuse — dégénérescence granuleuse et atrophie des cellules — dilatation des capillaires intercellulaires.

Dans toute la série des expériences, que nous venons de relater, nous avons observé une association indiscutable et constante des lésions cellulaires et de la sclérose. La prédominance des altérations au voisinage des zones portes pourrait, à première vue, contredire les résultats obtenus par nos examens de foies humains; mais, à côté de l'hyperplasie périportale, nous avons signalé des îlots embryonnaires, répandus d'une manière diffuse dans les différentes zones hépatiques. Ce point est important à signaler ; car il nous permet d'affirmer l'absence de systématisation dans les scléroses hépatiques animales. En outre, nous avons observé que la sclérose s'était surtout développée dans les trabécules hépatiques, tandis que les vaisseaux étaient peu touchés. Enfin nous avons signalé : la dilatation des capillaires intercellulaires, l'atrophie et la dégénérescence des cellules hépatiques, dans les régions où le tissu conjonctif néoplasique est le plus abondant.

Ces résultats sont absolument comparables à ceux observés chez l'homme et, par conséquent, nous sommes autorisé à conclure que, là encore, il existe un rapport indiscutable entre les altérations cellulaires du foie et le développement du tissu scléreux à l'intérieur du parenchyme.

CHAPITRE III

ÉTHÉRISATION DES COBAYES

EXPÉRIENCE N° 1.

Cobaye femelle. — Poids : 410 grammes.

L'animal tombe dans le coma après environ cinq minutes d'inhalation, et au bout d'un quart d'heure il a repris son état normal.

19 juin. — Une éthérisation.
20 juin. — Deux éthérisations.
21 juin. — Une éthérisation.
23 juin. — Deux éthérisations.
24 juin. — Une éthérisation.
25 juin. — Deux éthérisations.
26 juin. — Une éthérisation.

L'animal est alors soumis à un repos de trois jours.

30 juin. — Une éthérisation.
1er juillet. — Deux éthérisations.
2 juillet. — Une éthérisation.
3 juillet. — Une éthérisation. — L'animal ne pèse plus que 395 gr.
4 juillet. — Une éthérisation.
5 juillet. — Repos.
6 juillet. — Une éthérisation.
7 juillet. — Deux éthérisations.
8 juillet. — Deux éthérisations.
9 juillet. — Une éthérisation.
10 juillet. — L'animal est mis à mort par la section des carotides. A l'autopsie, les organes ne présentent pas d'altérations macroscopiques; seul, le foie est fortement congestionné.

Examen histologique. — Les pièces, durcies par l'alcool, sont coupées au moyen du microtome à glissière. La sclérose est très nette dans les zones portes; quelques cellules embryonnaires se sont développées au voisinage des veines sus-hépatiques; l'hyperplasie conjonctive forme également, dans les zones intermédiaires, des foyers isolés, très limités et dont l'existence ne laisse aucun doute. Dans tous les points où s'est accomplie l'évolution de ces foyers, les cellules hépatiques sont déformées, atrophiées, granuleuses, nécrosées, et leurs noyaux sont peu visibles. Elles ont, au contraire, conservé des contours nets et précis dans les régions que n'a pas envahies la sclérose.

EXPÉRIENCE N° 2.

Cobaye mâle. — Poids : 665 grammes.

Il a toutes les apparences d'une santé parfaite. Cinq minutes d'inhalation suffisent à le plonger dans le coma.

19 juin. — Une éthérisation.
20 juin. — Deux éthérisations.
21 juin. — Une éthérisation.
22 juin. — Repos.
23 juin. — Repos.
24 juin. — Une éthérisation.
25 juin. — Deux éthérisations.
26 juin. — Une éthérisation.
27, 28, 29 juin. — Repos.
30 juin. — Une éthérisation.
1er juillet. — Une éthérisation.
2 juillet. — Deux éthérisations.
3 juillet. — L'animal a perdu 35 grammes de son poids primitif. Malgré cet amaigrissement, il a bien mangé. Il subit une éthérisation.
4 juillet. — Une éthérisation.
5 juillet. — Repos.
6 juillet. — Une éthérisation.
7 juillet. — Deux éthérisations.
8 juillet. — Deux éthérisations.
9 juillet. — Une éthérisation.

Jusqu'au 25 juillet les inhalations d'éther sont suspendues; l'animal paraît être malade, il ne mange plus. Il pèse alors 630 grammes. On le soumet à une nouvelle éthérisation.

Du 25 juillet au 21 août les éthérisations sont de nouveau suspendues jusqu'au 22 août; pendant ce long repos, le poids de l'animal n'a pas changé; il est toujours de 630 grammes.

Du 22 au 29 août, chaque jour le cobaye est soumis à une séance d'éthérisation. Son poids atteint à peine 575 grammes; malgré cet amaigrissement, son appétit reste bon. L'ivresse se produit avec plus de rapidité; elle est complète après trois minutes.

31 août. — Une éthérisation.

1er septembre. — Une éthérisation.

2 septembre. — Une éthérisation.

3 septembre. — Une éthérisation.

4 septembre. — Une éthérisation.

5 et 6 septembre. — Repos.

Du 7 au 19 septembre, l'animal est soumis chaque jour à une séance d'inhalations. Le 8 septembre, son poids est descendu à 560 grammes.

Du 22 au 26 septembre, il subit encore chaque jour une éthérisation; mais le 27, les inhalations sont cessées : le sujet mange peu et est malade. Le 29 septembre, son poids est tombé à 548 grammes. Il est sacrifié par la section des carotides.

Il faut remarquer que, dans tout le cours de cette expérience, malgré une conservation relative de l'appétit, l'animal a perdu en trois mois 117 grammes de son poids primitif.

Autopsie. — La cavité péritonéale ne contient pas de liquide ascitique. Le *foie*, étalé au devant de l'estomac, offre une légère augmentation de volume. Sa face antérieure, d'une couleur jaune roux, parsemée de points jaunâtres gros comme des petits pois, est irrégulière et recouverte d'aspérités, séparées par des sillons très accusés. En somme, la surface du foie de ce cobaye présente l'aspect *clouté* qui caractérise macroscopiquement la cirrhose atrophique chez l'homme. Le *péritoine* est légèrement épaissi autour du foie, surtout au niveau des bords. Par sa face postérieure, le foie adhère à la paroi antérieure de l'estomac, dans une assez grande étendue; c'est une conséquence de l'inflammation du péritoine. A la section, l'organe résiste au couteau et son parenchyme laisse voir de nombreuses granulations à la surface de la coupe.

La *rate*, très hypertrophiée, rouge foncé, est recouverte de rugosités grisâtres très larges; son tissu crie sous le scalpel.

Les *reins* se décortiquent assez facilement; leur aspect est granuleux et la substance corticale est légèrement hypertrophiée.

L'*estomac* ne présente aucune lésion macroscopique appréciable, ni dans la muqueuse, ni dans ses autres tuniques.

Examen histologique. — Un faible grossissement fait reconnaître, dans nos préparations, de nombreux foyers scléreux, sans que cependant l'hyperplasie conjonctive ait dessiné des lobules hépatiques, comme il était permis de le supposer Les îlots embryonnaires occupent de préférence les zones intermédiaires.

Dans toutes les régions où la sclérose s'est développée, il

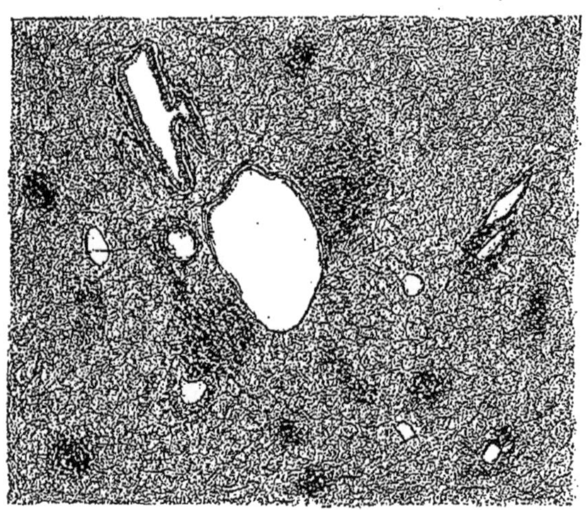

Fig. 24. — Foie d'un cobaye éthérisé pendant deux mois.

y a une altération profonde des cellules hépatiques. Les moins malades sont atrophiées et granuleuses; d'autres, plus nombreuses, présentent de la dégénérescence fragmentaire et de la nécrose de coagulation ; dans les points où s'observe l'infiltration conjonctive, c'est au milieu des détritus protoplasmiques que se découvrent les cellules embryonnaires.

L'acide osmique ne fait pas apparaître de graisse dans les cellules ; mais il rend très évidentes leurs altérations.

EXPÉRIENCE N° 3.

Cobaye mâle. — Poids : 480 grammes.

Tous les jours, à partir du 2 octobre, il subit une éthérisation.
Le 9 octobre, il pèse 450 grammes; le 18, 445 gr. ; le 22, 420 gr. Cet

amaigrissement assez rapide nous engage à suspendre les éthérisations jusqu'au 26 octobre; nous les reprenons alors tous les jours. Le 30 octobre, le cobaye meurt, probablement sous l'action du froid rigoureux.

L'autopsie révèle une congestion énorme du foie; la rate est d'apparence normale; les reins présentent, par place, un léger pointillé hémorrhagique.

Examen histologique. — Les solutions osmiées font découvrir en maints endroits de nos préparations, surtout au voisinage des veines sus-hépatiques, une dégénérescence et

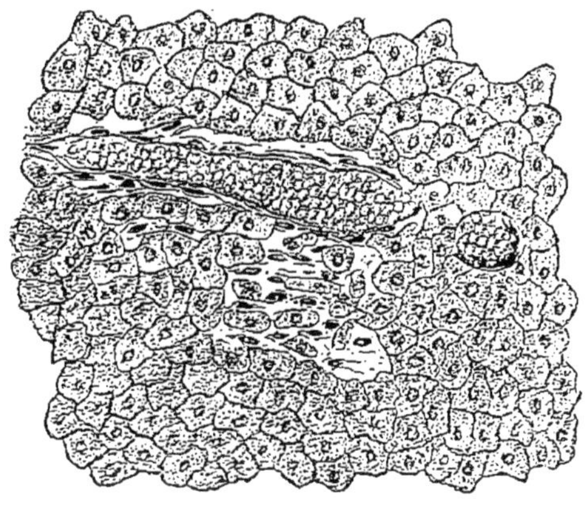

Fig. 25. — Foie de cobaye éthérisé.

une atrophie cellulaire très marquées; en certains points même, des groupes cellulaires ont subi la nécrose de coagulation et les réactifs colorants n'ont pas mordu sur eux. C'est précisément aux régions où les altérations cellulaires sont le plus prononcées, que la sclérose s'est développée. Elle est caractérisée par une infiltration embryonnaire envahissant d'une manière diffuse les différentes zones, et spécialement les zones portes. Comme dans nos autres observations, la sclérose hépatique est beaucoup plus intense au niveau des trabécules hépatiques qu'autour des vaisseaux.

EXPÉRIENCE N° 4.

Cobaye mâle. — Poids : 600 grammes.

Du 2 octobre au 18, l'animal est soumis chaque jour à une inhalation d'éther. Le 9 octobre, il pèse 620 grammes; le 18, son poids s'est abaissé à 550 grammes.

Les inhalations sont suspendues le 19 octobre et reprises le 26, toujours dans les mêmes conditions. Le 30 octobre, l'animal est trouvé mort dans sa cabane.

Autopsie. — Congestion intense du foie. Rate normale. Pointillé hémorrhagique en quelques régions du rein.

Examen histologique. — Les résultats sont les mêmes que dans l'observation précédente. C'est aux zones où la dégénérescence, l'atrophie et la nécrose de coagulation sont le plus marquées que l'hyperplasie conjonctive atteint son maximum de développement. Les zones portes et un certain nombre de zones intermédiaires sont plus particulièrement frappées.

Nous avons si souvent répété, dans le cours de ce travail, que les altérations cellulaires du foie sont dans un rapport constant avec les lésions conjonctives, que nous osons à peine le redire ici : et cependant, toute cette série d'expériences apporte à la thèse que nous défendons un point d'appui solide.

Les scléroses expérimentales, comme les scléroses hépatiques de l'homme, nous ont permis de constater :

1° L'absence de systématisation absolue dans le point de départ de l'hyperplasie conjonctive ;

2° L'altération très prononcée des cellules hépatiques, altération qui va quelquefois jusqu'à la nécrose de coagulation, dans le voisinage des îlots scléreux embryonnaires ;

3° Un rapport constant entre l'intensité des dégénérescences cellulaires et l'étendue de l'hyperplasie conjonctive.

Et maintenant, de nos recherches sur le foie de l'homme appuyées de nos expériences de laboratoire, ne semble-t-il pas logique de conclure que : la sclérose hépatique n'a pas exclusivement pour point de départ les vaisseaux du parenchyme, mais que l'irritation vasculaire, reléguée au second plan, vient s'ajouter à la dégénérescence des cellules qui, frappées dans leur fonctionnement physiologique et leur constitution histochimique, s'atrophient, se ratatinent et laissent entre elles des vides que l'hyperplasie conjonctive a pour mission de combler.

CONCLUSIONS

1° Au point de vue de la distribution de l'hyperplasie conjonctive, la systématisation est un fait absolument exceptionnel dans les scléroses hépatiques, et, par suite, le développement du tissu conjonctif inflammatoire n'est pas exclusivement sous la dépendance des irritations vasculaires.

2° Dans les lésions aiguës et chroniques du foie, la sclérose se développe beaucoup plus sérieusement autour des cellules qu'autour des vaisseaux.

3° Les altérations cellulaires sont d'autant plus intenses que la prolifération conjonctive est plus évidente ; elles jouent donc un rôle prépondérant dans la pathogénie de la sclérose hépatique.

4° La cellule hépatique, en s'atrophiant, laisse autour d'elle un vide que vient combler le tissu conjonctif cicatriciel.

INDEX BIBLIOGRAPHIQUE

Charcot. — Leçons sur les maladies du foie.

Beaunis. — Traité de physiologie humaine.

Rendu. — Art. Foie, Dictionnaire de Dechambre.

Hanot et Gilbert. — Maladies du foie.

Cornil et Ranvier. — Traité d'anatomie pathologique.

Hering. — Handbuch der Lehre von Geweben des Menschen und der Thiere. (Herausgegeben von Stricker.)

Cornil. — Note sur l'état des canalicules biliaires dans l'atrophie jaune aiguë du foie (ictère grave). (Archives de physiologie, 1872.)

— Note pour servir à l'histoire anatomique de la cirrhose du foie. (Arch. de physiologie, 1874.)

Hayem. — Contribution à l'étude de l'hépatite interstitielle chronique avec hypertrophie (sclérose ou cirrhose hypertrophique du foie). (Arch. de physiologie, 1874.)

Hanot. — Étude sur une forme de cirrhose hypertrophique du foie (cirrhose hypertrophique avec ictère chronique). (Thèse de Paris, 1876.)

Charcot et Gombault. — Note sur les altérations du foie consécutives à la ligature du canal cholédoque. (Arch. de physiologie, 1876.)

— Contribution à l'étude anatomique des différentes formes de cirrhose du foie. (Arch. de physiologie, 1876.)

Kelsch et Kiener. Néoformation des canalicules biliaires dans dans l'hépatite. (Arch. de physiologie, 1876.)

Contribution à l'étude de l'adénome du foie. (Arch. de physiologie, 1875.)

Chambard. — Contribution à l'étude des lésions histologiques du foie, consécutives à la ligature du canal cholédoque, altérations des cellules hépathiques. (Arch. de physiologie, 1877.)

Kelsch et Kiener. — Des affections paludéennes du foie. (Arch. de physiologie, 1878.)

— Affections paludéennes du foie. Hépatite parenchymateuse chronique ou nodulaire. (Arch. de physiologie, 1879.)

Sabourin. — Contribution à l'étude de l'hépatite parenchymateuse nodulaire. (Arch. de physiologie, 1880.)

Kelsch et Wannebroucq. — Contribution à l'étude de la cirrhose hypertrophique du foie. (Arch. de physiologie, 1881.)

— Note sur un cas de cirrhose hypertrophique avec ictère chronique. (Arch. de physiologie, 1880.)

Sabourin. — Sur une variété de cirrhose hypertrophique du foie. (Arch. de physiologie, 1881.)

Guitter. — Des cirrhoses mixtes. (Thèse de Paris, 1881.)

Sabourin. — Contribution à l'étude du parenchyme hépatique dans la cirrhose (Essai sur l'adénome du foie). (Thèse de Paris, 1881.)

Talamon. — Recherches anatomo-pathologiques et chimiques, sur le foie cardiaque. (Thèse de Paris, 1881.)

Hanot. — Sur la cirrhose atrophique à marche rapide. (Arch. générales de médecine, 1882.)

Sabourin. — Du rôle que joue le système veineux sus-hépatique dans la topographie de la cirrhose du foie. (Revue de médecine, 1882.)

— Note sur l'oblitération des veines sus-hépatiques dans la cirrhose du foie. (Revue de médecine, 1882.)

Wertheimer. — Développement du foie et du système porte abdominal. (Thèse d'agrégation, 1883.)

Cornil. — Leçons sur les cirrhoses. (Journal des connaissances médicales, 1883, p. 297, 308, 313, 337, 346 et 361.)

Gilson. — De la cirrhose alcoolique graisseuse. (Thèse de Paris, 1884.)

Ranvier. — Le foie. Leçons faites au Collège de France, publiées par le Journal de micrographie, 1885-1886.

Lancereaux. — Leçons cliniques sur les cirrhoses. (Union médicale, 1886.)

Sabourin. — Recherches sur l'anatomie normale et pathologique de la glande biliaire de l'homme.

Hanot et Schachmann. — De la cirrhose pigmentaire dans le diabète. (Arch. de physiologie, 1886.)

— Contribution à l'étude de l'anatomie pathologique de la cirrhose hypertrophique avec ictère. (Arch. physiol. 1887.)

Schachmann. — Contribution à l'étude d'une forme de cirrhose hypertrophique avec ictère chronique. (Thèse de Paris, 1887.)

Straus et Blocq. — Étude expérimentale sur la cirrhose alcoolique du foie. (Arch. de physiologie, 1887.)

Lauth. — Essai sur la cirrhose tuberculeuse. (Thèse de Paris, 1888.)

Paul Tissier. — Essai sur la pathologie de la sécrétion biliaire ; Étude chimique, expérimentale et clinique. (Thèse de Paris, 1889.)

Gaume. — Contribution à l'étude du foie brightique. (Thèse de Paris, 1889.)

Eichhorst. — Traité de pathologie interne et de thérapeutique, 1889.

Hartung. — Sur l'état histologique des cellules hépatiques dans la cirrhose alcoolique. (Thèse de Halle, 1889.)

Ackermann. — Histogenèse et histologie des cirrhoses hépatiques. (Archives de Virchow, 1889.)

Parmentier. — Études cliniques et anatomo-pathologiques sur le foie des cardiaques. (Thèse de Paris, 1890.)

Legry. — Contribution à l'étude du foie dans la fièvre typhoïde. (Thèse de Paris, 1890.)

Hudelo. — Contribution à l'étude du foie dans la syphilis héréditaire. (Thèse de Paris, 1890.)

Bard. — Précis d'anatomie pathologique. 1890.

Von Kahlden. — Recherches expérimentales sur l'action de l'alcool sur le foie et les reins. (Beiträge für pathologische Anatomie und für allgemeine Pathologie, 1891.)

Pilliet. — Progrès médical.

— Société anatomique, 1890-1891.

TABLE DES MATIÈRES

TROISIÈME PARTIE

RECHERCHES EXPÉRIMENTALES

1251-91. — CORBEIL. Imprimerie CRÉTÉ.

1251-92. — Corbeil. Imprimerie Crété.